Atlas of
Salivary Gland Pathology

涎腺病理学图谱

原著 [美] Joaquín J. García 　　主译 梅开勇 尹为华

中国科学技术出版社

·北 京·

图书在版编目（CIP）数据

涎腺病理学图谱 / （美）华金·J.加西亚原著；梅开勇，尹为华主译. — 北京：中国科学技术出版社，2021.7

书名原文：Atlas of Salivary Gland Pathology

ISBN 978-7-5046-8997-9

Ⅰ.①涎… Ⅱ.①华… ②梅… ③尹… Ⅲ.①唾液腺疾病—病理学—图谱 Ⅳ.① R781.702-64

中国版本图书馆 CIP 数据核字 (2021) 第 049438 号

著作权合同登记号：01-2021-0558

策划编辑　丁亚红　焦健姿
责任编辑　丁亚红
装帧设计　佳木水轩
责任印制　李晓霖

出　　版　中国科学技术出版社
发　　行　中国科学技术出版社有限公司发行部
地　　址　北京市海淀区中关村南大街 16 号
邮　　编　100081
发行电话　010-62173865
传　　真　010-62179148
网　　址　http://www.cspbooks.com.cn

开　　本　889mm×1194mm　1/16
字　　数　138 千字
印　　张　13.25
版　　次　2021 年 7 月第 1 版
印　　次　2021 年 7 月第 1 次印刷
印　　刷　天津翔远印刷有限公司
书　　号　ISBN 978-7-5046-8997-9 / R·2686
定　　价　128.00 元

（凡购买本社图书，如有缺页、倒页、脱页者，本社发行部负责调换）

译者名单

主　译　梅开勇　尹为华

译　者（以姓氏笔画为序）

王　炜　深圳大学总医院

尹为华　北京大学深圳医院

安　晋　广州医科大学附属第二医院

罗东兰　广东省人民医院病理科

金香兰　北京大学深圳医院

黄文斌　南京医科大学附属南京第一医院

梅开勇　广州医科大学附属第二医院

曾子淇　广州医科大学附属第二医院

内容提要

本书引进自世界知名的 Springer 出版社，由来自美国 Mayo Clinic 医学院的病理学专家 Joaquín J. García 教授精心编写，国内多家医院的病理科专家共同翻译，以图谱形式系统介绍了涎腺相关病理学改变。全书共 28 章，先简要介绍了涎腺的大体解剖、显微解剖、术中检查、大体检查及显微镜检查等内容，然后对各种常见的涎腺肿瘤进行了全面细致的病理图片展示，帮助读者系统了解相关细节。本书内容简洁、图片丰富，对涎腺肿瘤的病理诊断有很强的指导作用，适合广大病理科及肿瘤科相关医师阅读参考。

译者前言

涎腺组织包括腮腺、颌下腺、舌下腺三大涎腺，还包括广泛分布于口腔、食管、鼻咽、气管等上消化道及上呼吸道的小涎腺组织。涎腺肿瘤发病相对少见，但涎腺可发生多种类型的肿瘤。大部分涎腺原发性上皮性肿瘤发生于腮腺，其次是小涎腺、颌下腺和舌下腺。多形性腺瘤是最常见的组织学类型。恶性肿瘤发生于腮腺的情况较少见，发生于颌下腺、舌下腺和小涎腺较多见。由于不同类型的肿瘤在形态学上有重叠，加之良性涎腺肿瘤与恶性涎腺肿瘤在形态学上极具相似性，如基底细胞腺瘤与基底细胞腺癌、多形性腺瘤部分区域与腺样囊性癌的形态学完全相同，这给涎腺肿瘤病理诊断带来极大挑战。

Atlas of Salivary Gland Pathology（《涎腺病理学图谱》）一书提供了丰富、清晰且精美的大体图片及显微镜下图片，以传统的形态学和免疫组织化学为主要工具，涵盖了各种大、小涎腺正常的组织形态学和良恶性肿瘤的形态学，可为病理科医生日常工作中诊断涎腺相关疾病提供参考依据。

本书概述简洁、图片丰富，可作为临床病理科专业住院医师规范化培训医生、头颈病理医生、口腔病理医生、外科病理医生、病理学教师的重要案头工具书，也可供头颈外科医生、肿瘤科医生查阅参考。

在翻译过程中，我们力求准确表达原著者本意，但由于中外专业术语及语言表达习惯有所不同，书中可能存在一些疏漏和不足，敬请各位读者指正。

广州医科大学附属第二医院

北京大学深圳医院

原书前言

　　涎腺肿瘤的发病率相对较低，在美国约为每年 8/10 万。良性和恶性涎腺肿瘤的临床表现、影像学和病理学特征常具有交叉性，部分疑难病例的诊断给头颈专家提出了新的挑战。错误的病理分类可能会给患者的治疗带来严重后果，包括治疗不足或过度治疗。本书旨在提供一部有关涎腺肿瘤大体检查与显微镜检查的图谱，以供有志于涎腺病理诊断实践的医生查阅。

Joaquín J. García, MD
Rochester, MN, USA

目 录

第 1 章
大体解剖学
Gross Anatomy

　　大唾液腺表现为 3 个成对的器官，即腮腺、颌下腺和舌下腺。腮腺从实用角度上分为浅叶和深叶，面神经在浅叶和深叶之间穿行，可作为外科手术的标志。Stensen 管由腮腺内数个排泄管汇合而成，排入上颌第二磨牙相对的口腔颊黏膜处。颌下腺位于颌下三角内，通过 Wharton 管将腺体分泌物排入口腔前底部。最后，舌下腺位于口底的舌沟内，通过 Bartholin 管排入口腔内。

　　小唾液腺广泛分布在整个上呼吸消化道的黏膜和黏膜下，通常肉眼看不见（图 1-1 至图 1-8 ）。

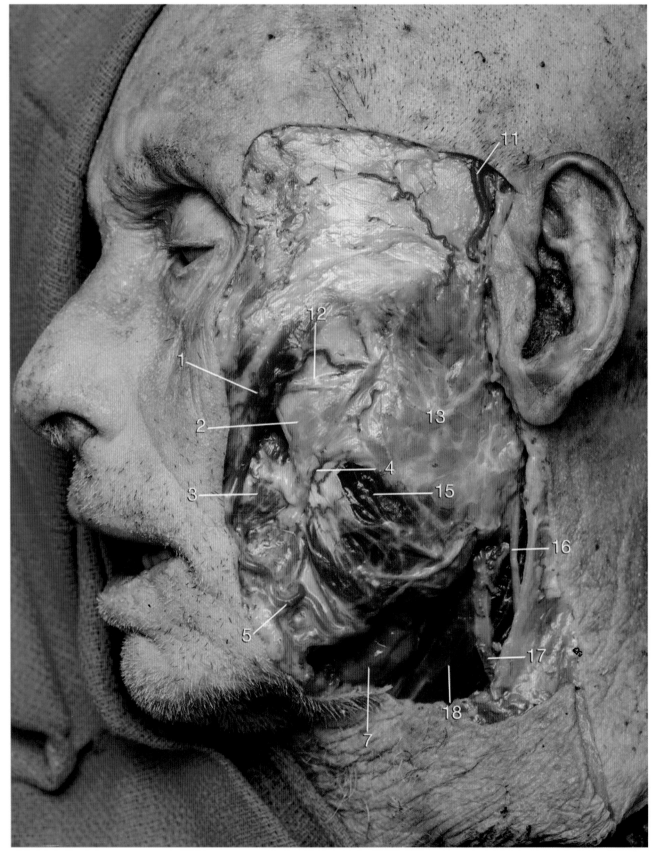

▲ 图 1-1　腮腺和颌下腺的解剖关系（大体解剖学）

1. 颧大肌；2. 副腮腺；3. 颊肌；4. Stensen 管；5. 面动脉；7. 颌下腺；11. 颞浅动脉；12. 面神经颞支；13. 腮腺，浅叶；15. 咬肌；16. 耳大神经；17. 颈外静脉；18. 胸锁乳突肌

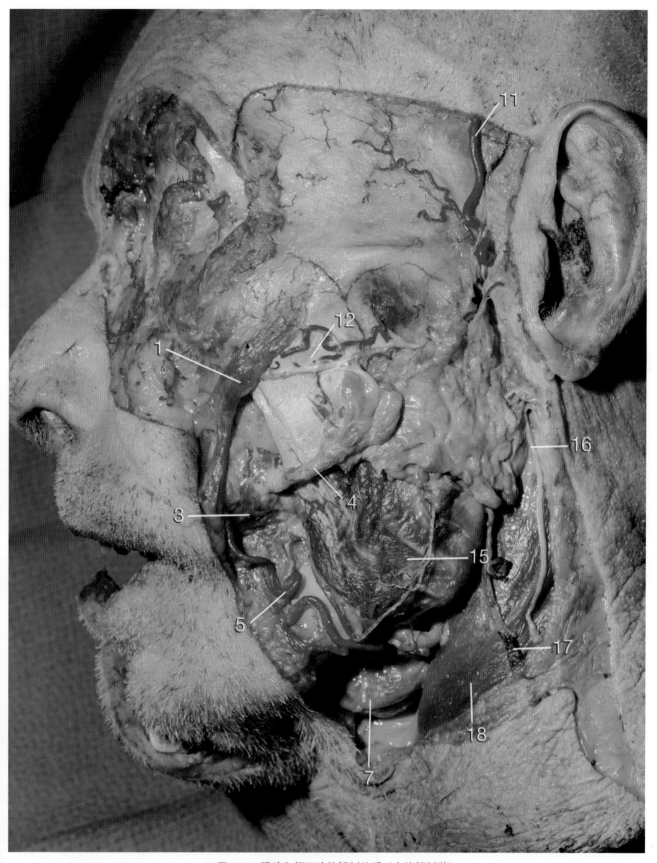

▲ 图 1-2　腮腺和颌下腺的解剖关系（大体解剖学）

1. 颧大肌；3. 颊肌；4. Stensen 管；5. 面动脉；7. 颌下腺；11. 颞浅动脉；12. 面神经颧支；15. 咬肌；16. 耳大神经；17. 颈外静脉；18. 胸锁乳突肌

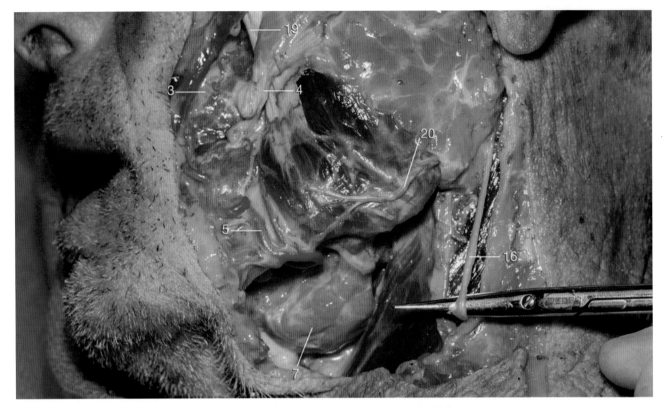

▲ 图 1-3　腮腺和颌下腺的解剖关系（大体解剖学）

3. 颊肌；4. Stensen 管；5. 面动脉；7. 颌下腺；16. 耳大神经；19. 咬肌肌腱；20. 面神经下颌缘支

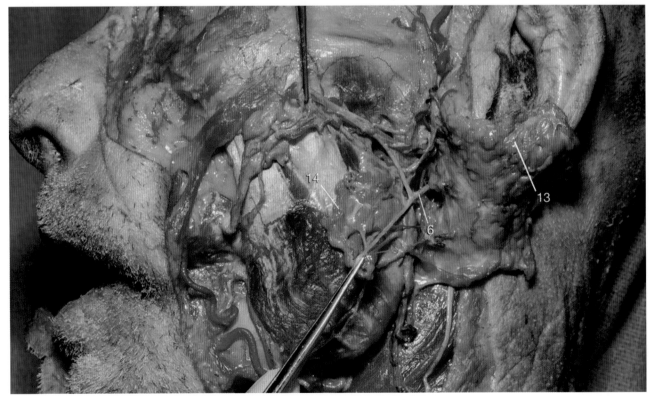

▲ 图 1-4　腮腺和颌下腺的解剖关系（大体解剖学）

6. 面神经颊支；13. 腮腺浅叶；14. 腮腺深叶

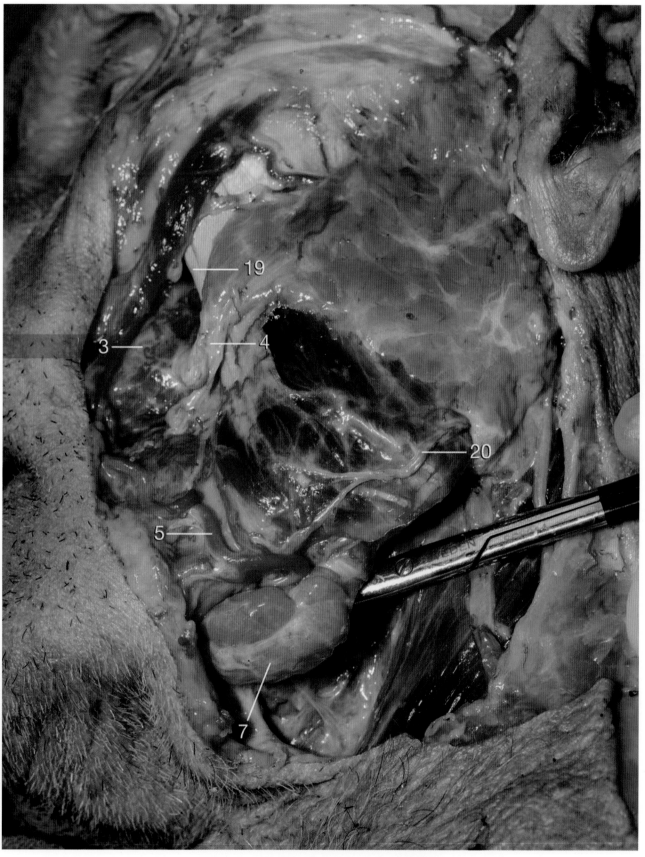

▲ 图 1-5 腮腺和颌下腺的解剖关系（大体解剖学）

3. 颊肌；4. Stensen 管；5. 面动脉；7. 颌下腺；19. 咬肌肌腱；20. 面神经下颌缘支

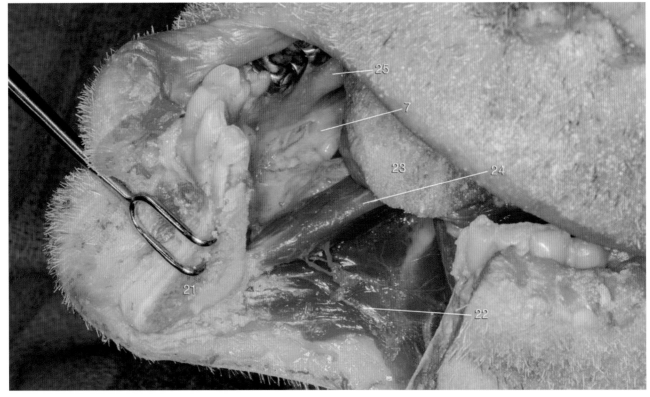

▲ 图 1-6　颌下腺的解剖关系（大体解剖学）
7. 颌下腺；21. 下颌骨；22. 下颌舌骨肌；23. 舌；24. 颏舌骨肌；25. 牙龈黏膜

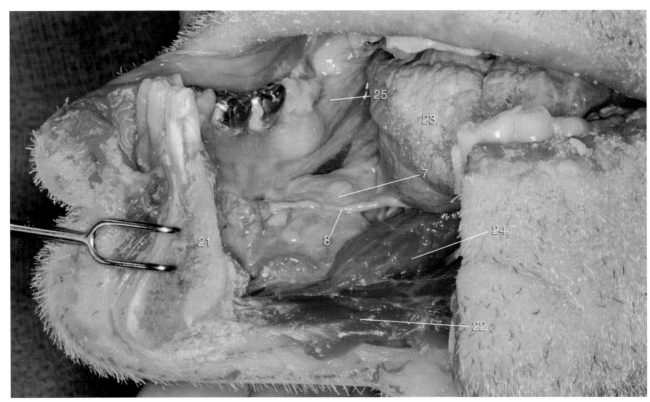

▲ 图 1-7　颌下腺的解剖关系（大体解剖学）
7. 颌下腺；8. Wharton 管；21. 下颌骨；22. 下颌舌骨肌；23. 舌；24. 颏舌骨肌；25. 牙龈黏膜

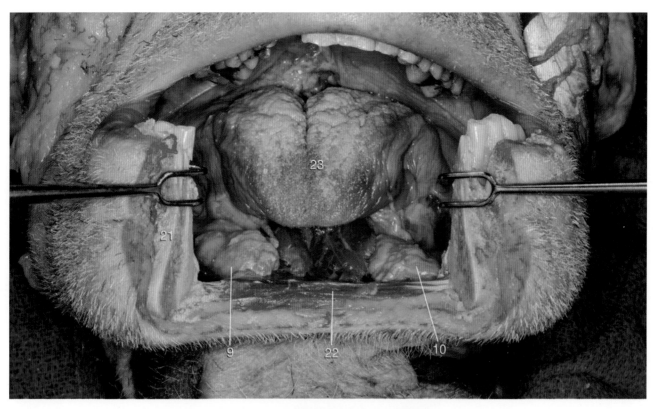

▲ 图 1-8 舌下腺的解剖关系（大体解剖学）

9. 右侧舌下腺；10. 左侧舌下腺；21. 下颌骨；22. 下颌舌骨肌；23. 舌

推 荐 阅 读

[1] Standring S. Section 4: head and neck. In: Standring S, editor. Gray's anatomy: the anatomical basis of clinical practice. 40th ed. Edinburgh: Churchill Livingstone/Elsevier; 2008. p. 467–95.

第 2 章
显微解剖学
Microscopic Anatomy

涎腺组织含有 2 种分泌细胞，即浆液细胞和黏液细胞。浆液细胞和黏液细胞相对分布在腮腺、颌下腺和舌下腺之间，差异明显。腮腺分泌单位主要衬覆浆液细胞，分泌水样分泌物。颌下腺分泌单位具有较高密度的黏液细胞，并产生中等浓度的分泌物。舌下腺分泌单位有较高密度的黏液细胞，并产生黏性分泌物。肌上皮细胞环绕分泌腺泡和闰管以帮助分泌。

终末分泌单位通向一系列具有不同组织形态学和生理特性的导管。闰管最靠近分泌单位，并衬覆立方细胞。闰管通向纹状管，后者衬覆嗜酸性柱状细胞，并以明显质膜折叠和线粒体导致条纹状表现而命名。最后，小叶间和腺外的排泄管衬覆假复层柱状细胞，并在通向 Stensen 管、Wharton 管或 Bartholin 管之前彼此汇聚。

小涎腺由浆液和黏液细胞组成，呈小叶状分布于上呼吸消化道的黏膜和黏膜下。鉴于这些腺体中的大多数对唾液几乎没有贡献，因此也使用黏膜下层浆黏液腺这一术语（图 2-1 至图 2-15）。

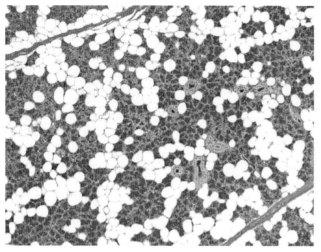

▲ 图 2-1　腮腺小叶（HE 染色，100×）

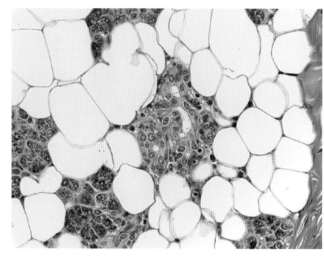

▲ 图 2-4　腮腺闰管（HE 染色，400×）

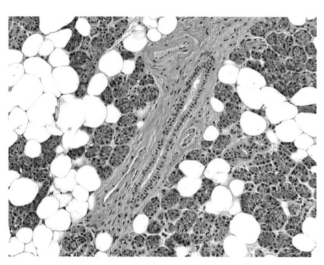

▲ 图 2-2　腮腺排泄管（HE 染色，200×）

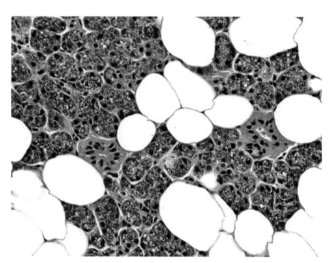

▲ 图 2-5　腮腺浆液性腺泡（HE 染色，400×）

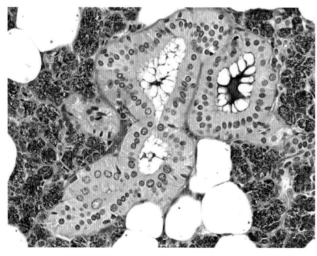

▲ 图 2-3　腮腺纹状管（HE 染色，400×）

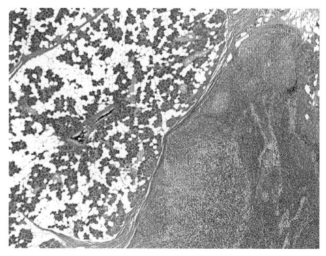

▲ 图 2-6　腮腺内淋巴结（HE 染色，40×）

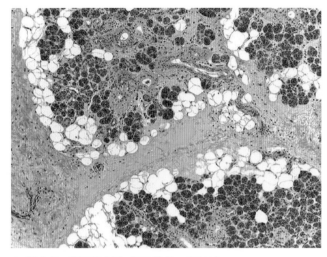

▲ 图 2-7　颌下腺小叶（HE 染色，100×）

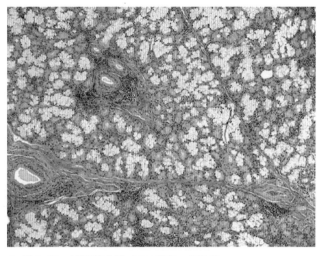

▲ 图 2-10　舌下腺小叶（HE 染色，100×）

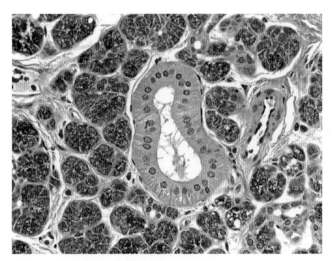

▲ 图 2-8　颌下腺纹状管（HE 染色，400×）

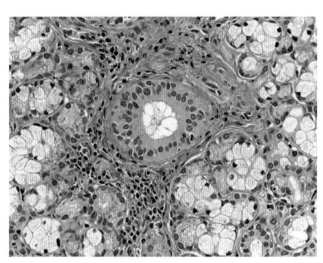

▲ 图 2-11　舌下腺纹状管（HE 染色，400×）

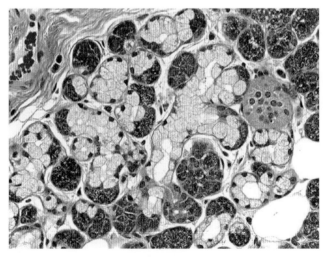

▲ 图 2-9　颌下腺浆黏液性腺泡（新月形浆液性腺泡）（HE 染色，400×）

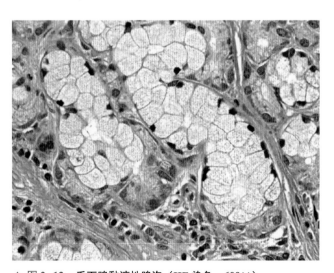

▲ 图 2-12　舌下腺黏液性腺泡（HE 染色，600×）

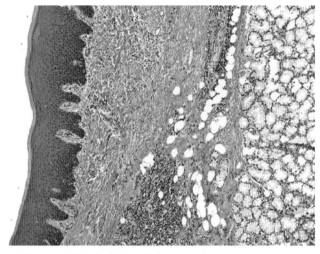

▲ 图 2-13　腭部小叶（HE 染色，100×）

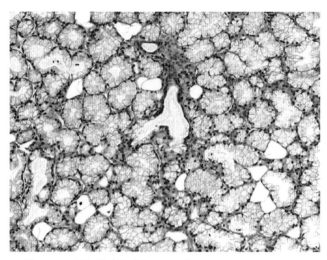

▲ 图 2-15　腭部黏液性腺泡（HE 染色，400×）

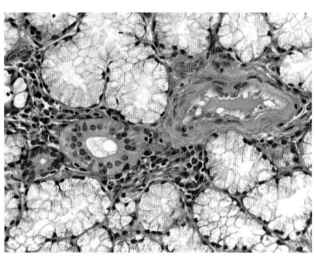

▲ 图 2-14　腭部纹状管（HE 染色，200×）

推 荐 阅 读

[1] Mill SE. Histology for Pathologists. 4th ed. Philadelphia: Lippincott Williams & Wilkins; 2012. p. 477–502.

[2] Young B, Lowe JS, Stevens A, Heath JW. Wheater's functional histology: a text and colour atlas. 5th ed. Edinburgh: Churchill Livingstone/Elsevier; 2006. p. 251–62.

第 3 章
术中检查
Intraoperative Examination

　　头颈部解剖学的复杂性和涎腺肿瘤的生物学异质性给外科医生带来挑战。外科处理可能因需要保留功能和符合美观要求而变得更加复杂。手术切缘清楚时，肿瘤周围可见良性涎腺实质或包膜（图 3-1 至图 3-7）。

涎
腺
病
理
学
图
谱

Atlas of Salivary Gland Pathology

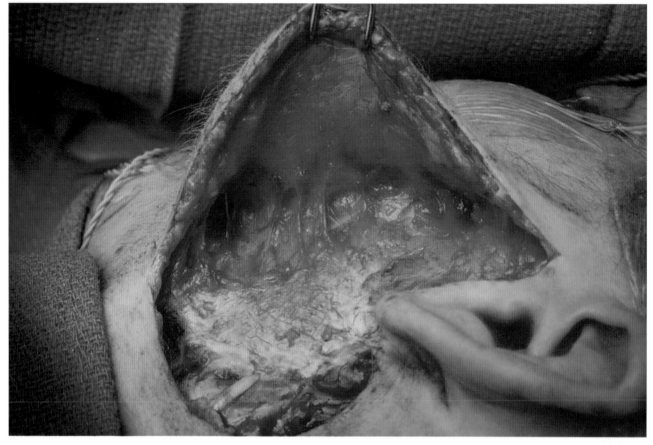

▲ 图 3-1　腮腺筋膜完整（术中检查）

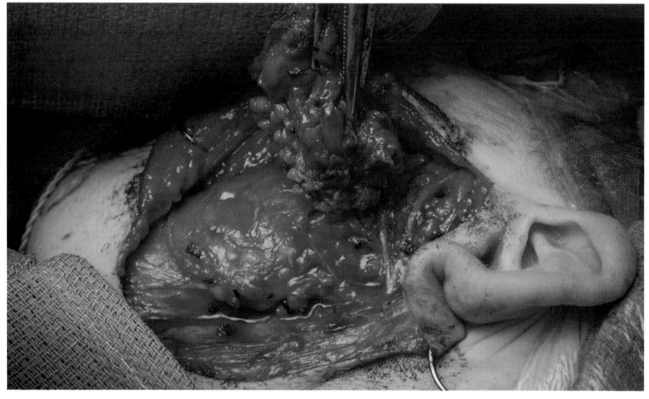

▲ 图 3-2　腮腺显示浅叶（术中检查）

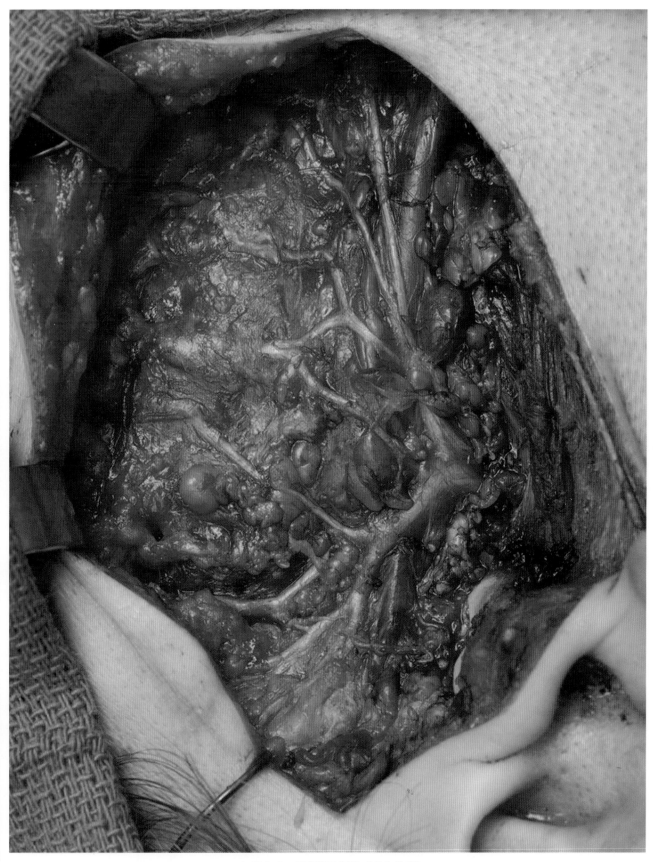

▲ 图 3-3 腮腺浅叶切除（术中检查）

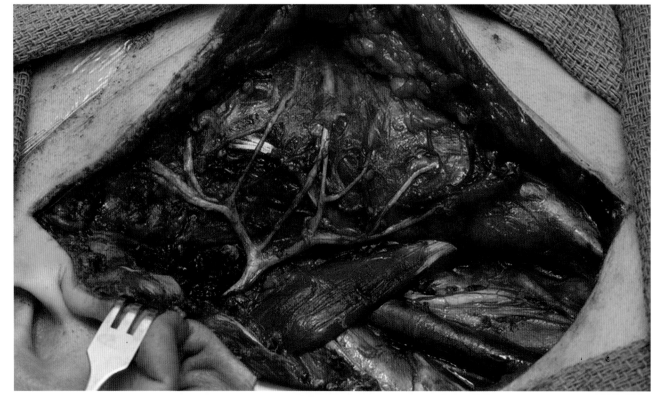

▲ 图 3-4　腮腺深叶切除（术中检查）

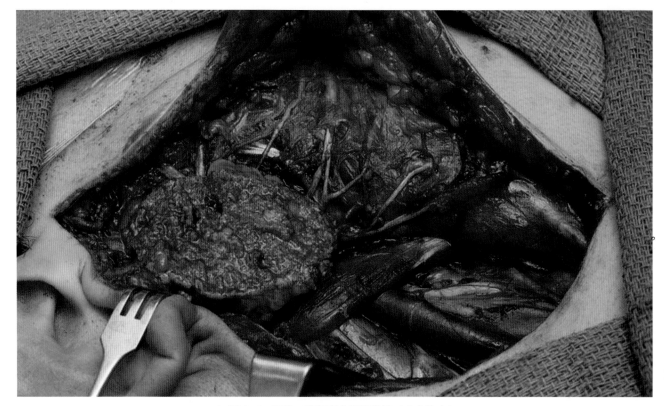

▲ 图 3-5　腮腺，腹部真皮脂肪移植（术中检查）

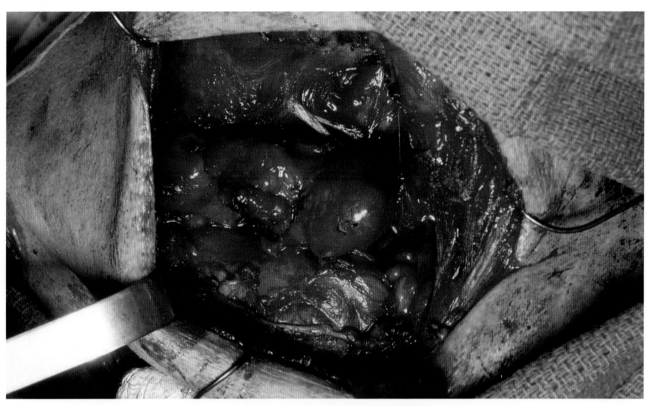

▲ 图 3-6 颌下腺、颌下三角（术中检查）

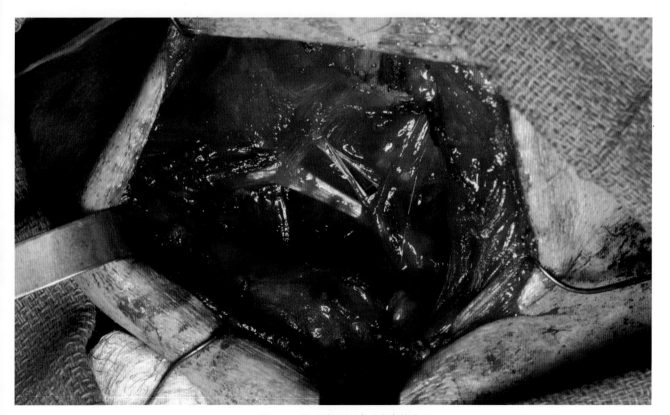

▲ 图 3-7 颌下腺已切除（术中检查）

第 4 章
大体检查
Gross Examination

涎腺肿瘤的全面大体检查通常是其准确分类的必要条件。虽然良性和恶性肿瘤大体上彼此相似，但肉眼检查可以指导合适的组织取材用于镜下检查。一些常见的大体表现如下（图 4-1 至图 4-36）。

- 有包膜。
- 境界清楚。
- 结节状。
- 浸润性。
- 软骨样。
- 嗜酸细胞性。
- 出血性。
- 囊性。
- 坏死。

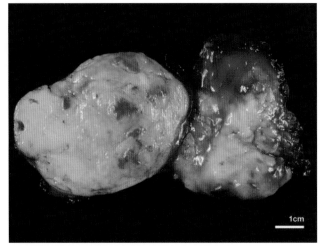

▲ 图 4-1　有包膜的多形性腺瘤（大体检查）

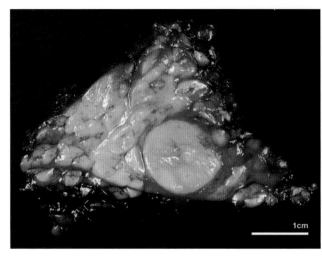

▲ 图 4-4　境界清楚的基底细胞腺瘤（大体检查）

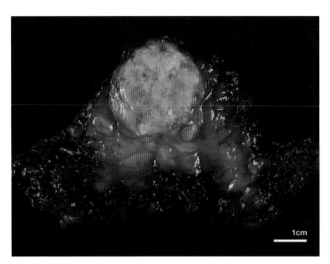

▲ 图 4-2　有包膜的癌在多形性腺瘤中（大体检查）

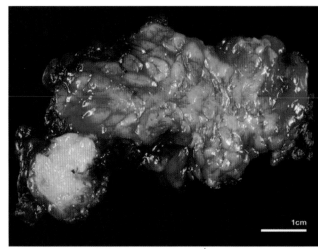

▲ 图 4-5　境界清楚的黏液表皮样癌（大体检查）

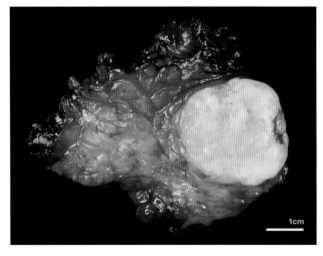

▲ 图 4-3　境界清楚的多形性腺瘤（大体检查）

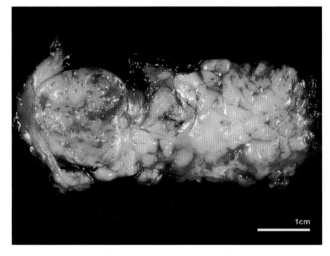

▲ 图 4-6　境界清楚的腺泡细胞癌（大体检查）

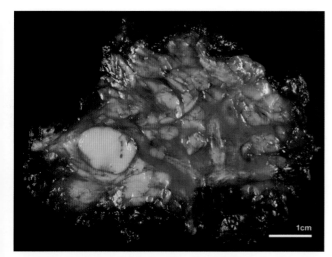

▲ 图 4-7 境界清楚的淋巴上皮癌（大体检查）

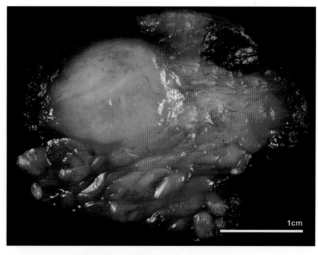

▲ 图 4-10 境界清楚的转移性肺癌（大体检查）

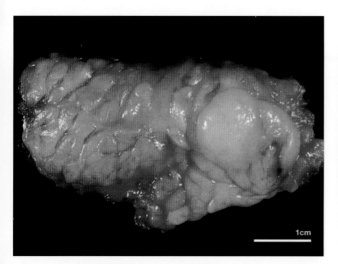

▲ 图 4-8 境界清楚的淋巴瘤（大体检查）

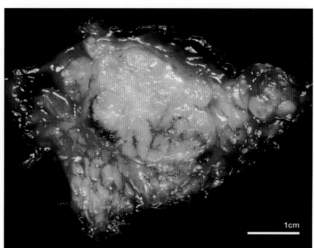

▲ 图 4-11 结节状的多形性腺瘤（大体检查）

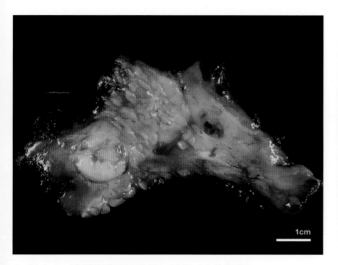

▲ 图 4-9 境界清楚的转移性口咽癌（大体检查）

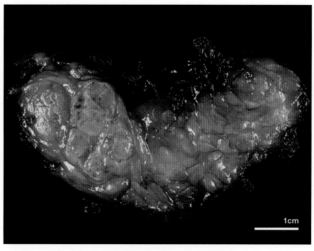

▲ 图 4-12 结节状的基底细胞腺瘤（大体检查）

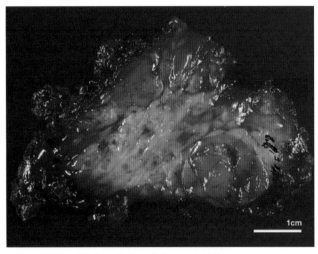

▲ 图 4-13　结节状的嗜酸细胞瘤（大体检查）

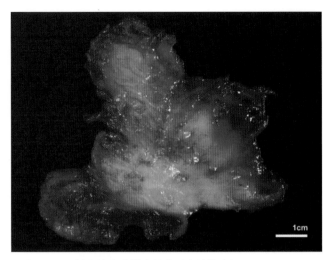

▲ 图 4-16　浸润性的腺样囊性癌（大体检查）

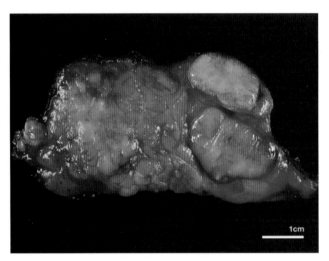

▲ 图 4-14　结节状的涎腺导管癌（大体检查）

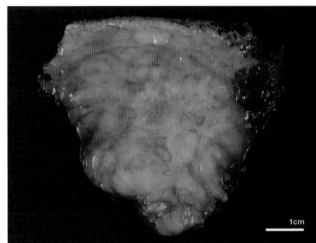

▲ 图 4-17　浸润性癌在多形性腺瘤中（大体检查）

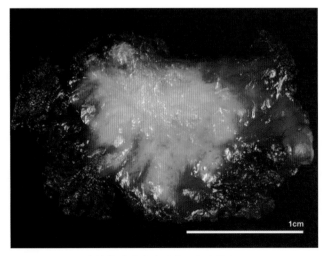

▲ 图 4-15　浸润性的黏液表皮样癌（大体检查）

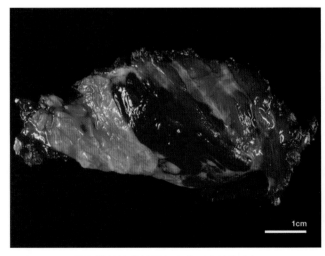

▲ 图 4-18　浸润性的转移性黑色素瘤（大体检查）

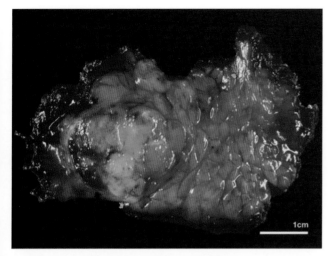

▲ 图 4-19　软骨样的多形性腺瘤（大体检查）

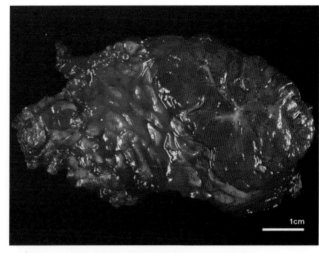

▲ 图 4-22　嗜酸细胞性的嗜酸细胞瘤（大体检查）

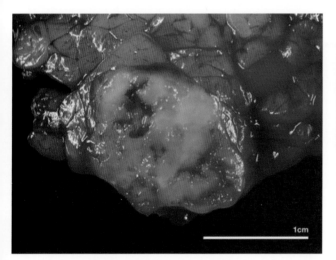

▲ 图 4-20　软骨样的多形性腺瘤（大体检查）

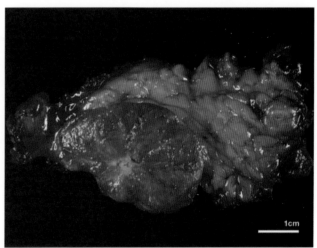

▲ 图 4-23　嗜酸细胞性的 Warthin 瘤（大体检查）

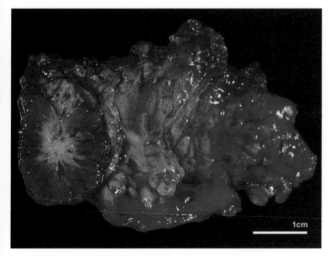

▲ 图 4-21　嗜酸细胞性的嗜酸细胞瘤（大体检查）

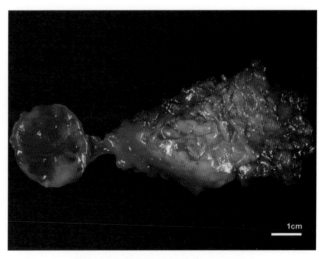

▲ 图 4-24　嗜酸细胞性的基底细胞腺瘤（大体检查）

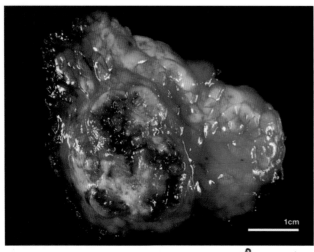

▲ 图 4-25 出血性的多形性腺瘤（大体检查）

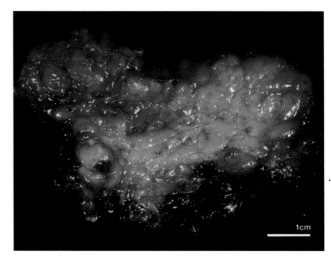

▲ 图 4-28 出血性的上皮 - 肌上皮癌（大体检查）

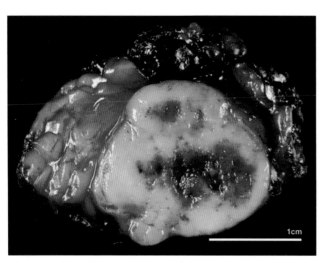

▲ 图 4-26 出血性的基底细胞腺瘤（大体检查）

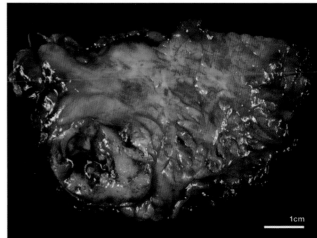

▲ 图 4-29 囊性的基底细胞腺瘤（大体检查）

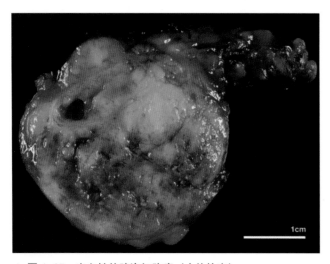

▲ 图 4-27 出血性的腺泡细胞癌（大体检查）

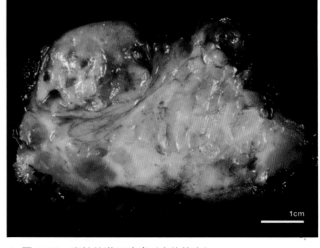

▲ 图 4-30 囊性的淋巴腺瘤（大体检查）

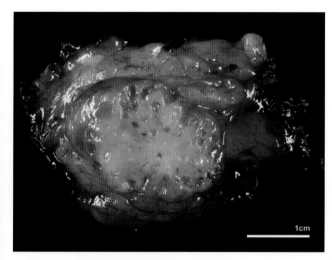

▲ 图 4-31　囊性的黏液表皮样癌（大体检查）

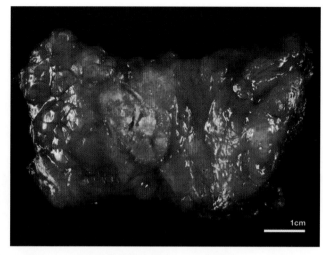

▲ 图 4-34　坏死的黏液表皮样癌（大体检查）

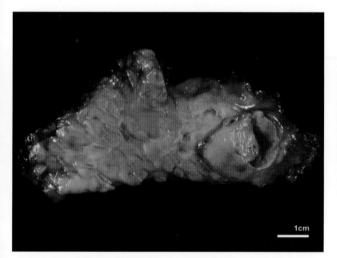

▲ 图 4-32　囊性的腺泡细胞癌（大体检查）

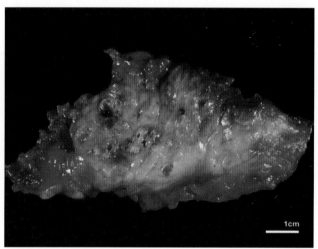

▲ 图 4-35　坏死的涎腺导管癌（大体检查）

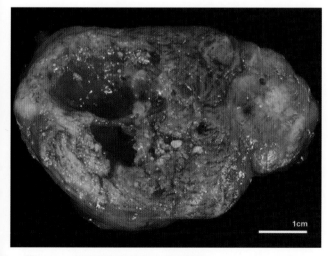

▲ 图 4-33　坏死的肌上皮瘤（大体检查）

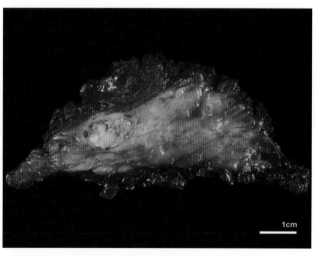

▲ 图 4-36　坏死的转移性皮肤鳞状细胞癌（大体检查）

第 5 章
显微镜检查
Microscopic Examination

涎腺肿瘤的诊断复杂性无法被低估。虽然许多病例首次镜下观察时就可以明确诊断，但其他病例需要系统性评估，以避免诊断陷阱。涎腺病理学中的 A、B、C 和 D 代表着作者对肿瘤分类采用的系统性方法。这种方法的准确性有限（这是诊断病理学的一个共同问题），一部分病理诊断最好通过会诊或病理委员会来解决（图 5-1 至图 5-35）。

- 结构（Architecture, A）：肿瘤与邻近实质之间的分界（如境界清楚、浸润）常用于良恶性的区分。

- 相型（Biphasic, B）：细胞时相 / 类型的数量（如单相型、双相型、三相型或更多）通常用于鉴别诊断。

- 细胞学（Cytology, C）：细胞形态（如透明、嗜酸细胞性）通常用于鉴别诊断。

- 鉴别（Differential, D）：准确分类通常需要重新考虑相关的鉴别诊断。

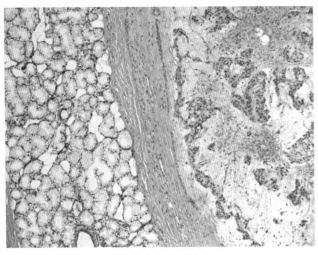

▲ 图 5-1　有包膜的多形性腺瘤（HE 染色，100×）

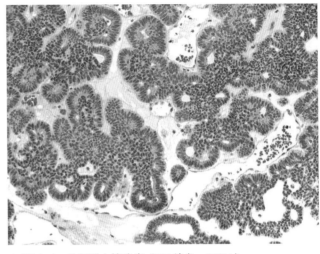

▲ 图 5-4　单相型小管腺瘤（HE 染色，200×）

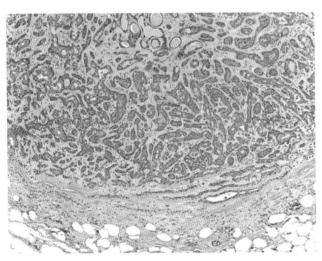

▲ 图 5-2　境界清楚的基底细胞腺瘤（HE 染色，100×）

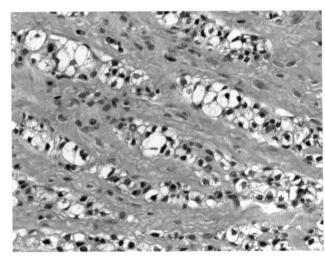

▲ 图 5-5　单相型透明细胞癌（HE 染色，400×）

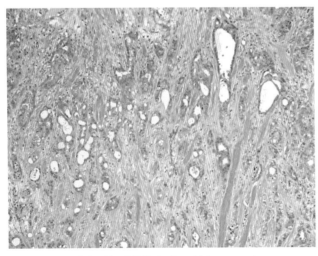

▲ 图 5-3　浸润性的涎腺导管癌（HE 染色，100×）

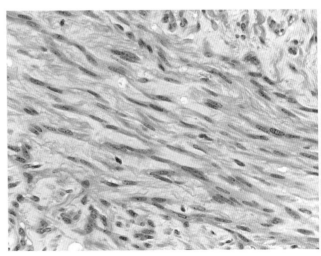

▲ 图 5-6　单相型肌上皮瘤（HE 染色，400×）

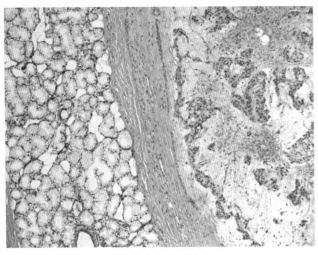

涎腺病理学图谱　Atlas of Salivary Gland Pathology

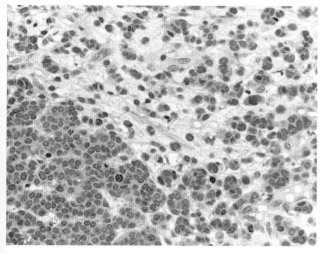

▲ 图 5-7　单相型肌上皮癌（HE 染色，400×）

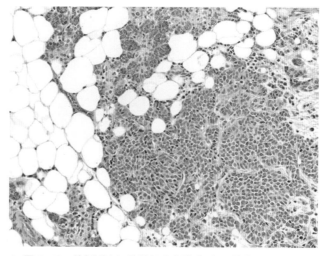

▲ 图 5-10　单相型小细胞神经内分泌癌（HE 染色，200×）

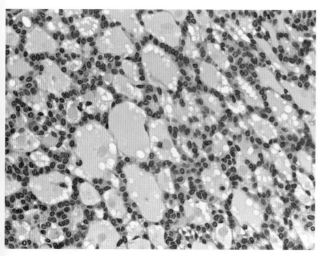

▲ 图 5-8　单相型多形性腺癌（HE 染色，400×）

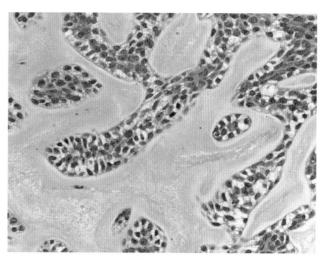

▲ 图 5-11　双相型腺样囊性癌（HE 染色，400×）

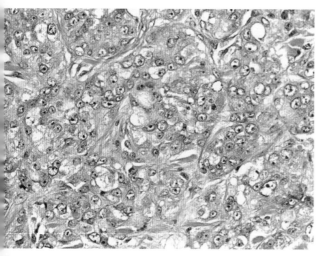

▲ 图 5-9　单相型涎腺导管癌（HE 染色，400×）

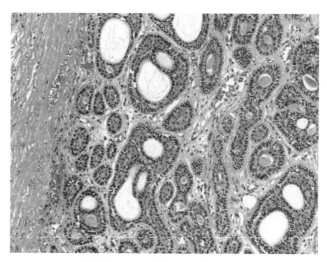

▲ 图 5-12　双相型基底细胞腺瘤（HE 染色，200×）

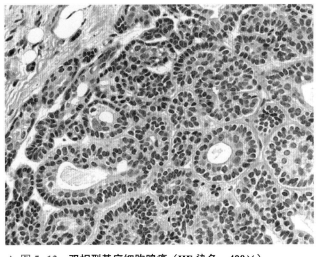

▲ 图 5-13　双相型基底细胞腺癌（HE 染色，400×）

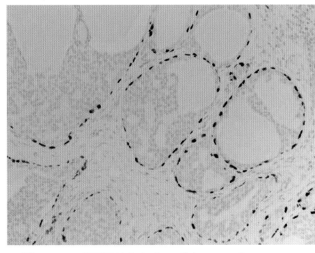

▲ 图 5-16　双相型导管内癌（p63 染色，200×）

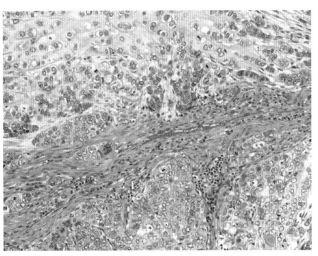

▲ 图 5-14　双相型癌肉瘤（HE 染色，200×）

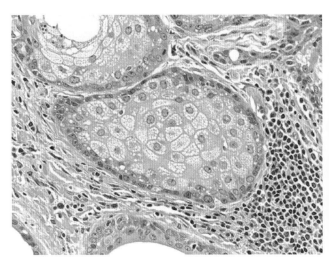

▲ 图 5-17　双相型淋巴腺瘤（HE 染色，400×）

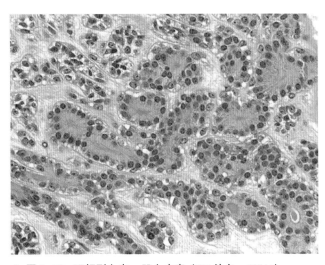

▲ 图 5-15　双相型上皮 - 肌上皮癌（HE 染色，400×）

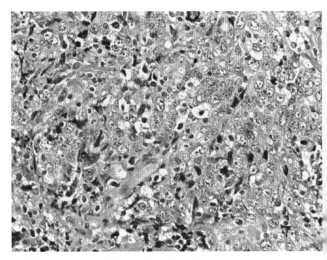

▲ 图 5-18　双相型淋巴上皮癌（HE 染色，400×）

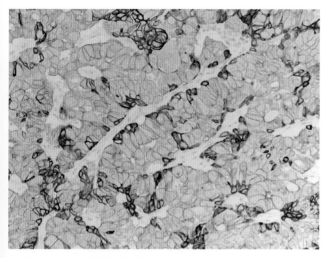

▲ 图 5-19　双相型嗜酸细胞瘤（AE1/AE3 染色，200×）

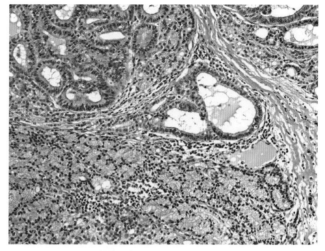

▲ 图 5-22　三相型或更多的腺泡细胞癌（HE 染色，200×）

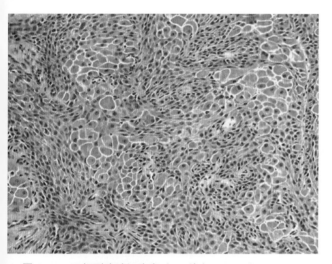

▲ 图 5-20　双相型嗜酸细胞癌（HE 染色，200×）

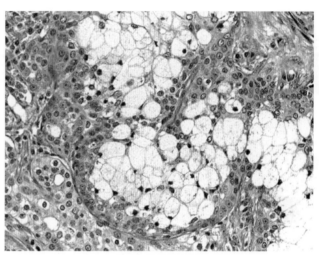

▲ 图 5-23　三相型或更多的黏液表皮样癌（HE 染色，400×）

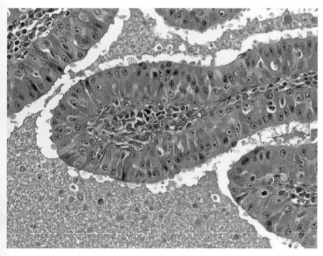

▲ 图 5-21　双相型 Warthin 瘤（HE 染色，400×）

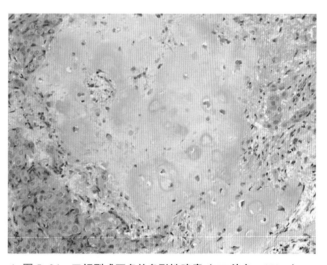

▲ 图 5-24　三相型或更多的多形性腺瘤（HE 染色，200×）

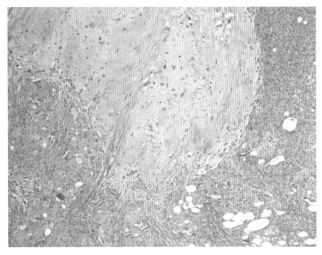

▲ 图 5-25　三相型或更多的癌在多形性腺瘤中（HE 染色，100×）

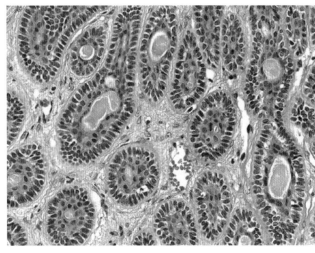

▲ 图 5-28　基底细胞的基底细胞腺瘤（HE 染色，400×）

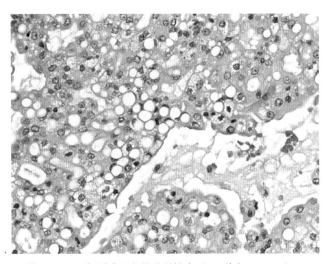

▲ 图 5-26　三相型或更多的分泌性癌（HE 染色，400×）

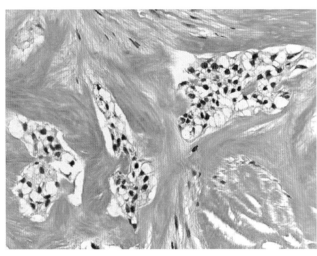

▲ 图 5-29　透明细胞的透明细胞癌（HE 染色，400×）

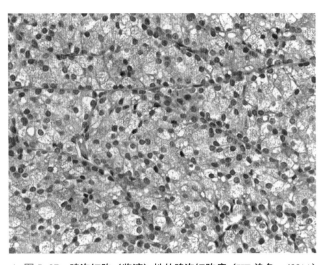

▲ 图 5-27　腺泡细胞（浆液）性的腺泡细胞癌（HE 染色，400×）

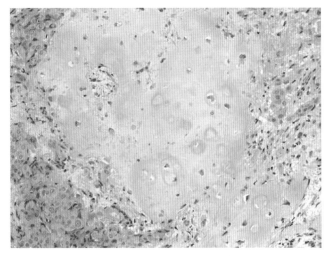

▲ 图 5-30　软骨细胞性的多形性腺瘤（HE 染色，200×）

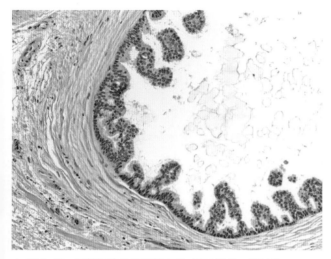

▲ 图 5-31　导管细胞性的导管内癌（HE 染色，200×）

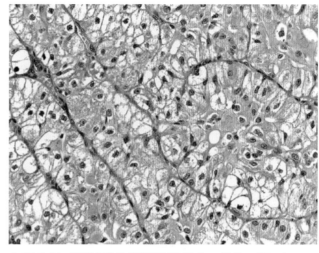

▲ 图 5-34　嗜酸细胞性的嗜酸细胞瘤（HE 染色，400×）

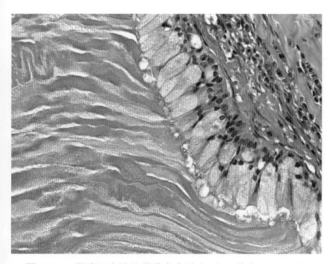

▲ 图 5-32　黏液细胞性的黏液表皮样癌（HE 染色，400×）

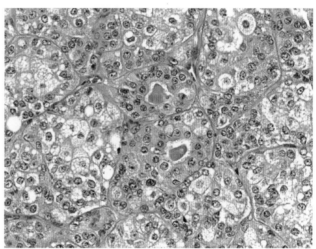

▲ 图 5-35　皮脂腺细胞性的上皮－肌上皮癌（HE 染色，400×）

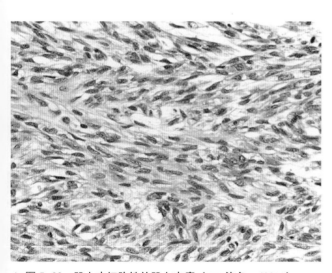

▲ 图 5-33　肌上皮细胞性的肌上皮瘤（HE 染色，400×）

第6章
腺泡细胞癌
Acinic Cell Carcinoma

腺泡细胞癌（acinic cell carcinoma）见于儿童和成年人，平均发病年龄约50岁。女性略比男性常见。腮腺最常受累，表现为单发或多发肿块。多数腺泡细胞癌为低至中级别恶性肿瘤；然而，一部分病例伴有高级别转化（坏死、核分裂象增多、细胞异型），这部分病例容易复发、淋巴结累犯和远处转移。腺泡细胞癌可呈局限性，也可呈浸润性生长，由多种细胞（腺泡细胞、闰管细胞，以及空泡状细胞、透明状细胞和非特异性腺样细胞）组成，并呈现多种结构模式（实体型、滤泡型、乳头状型和囊状型）（图6-1至图6-43）。

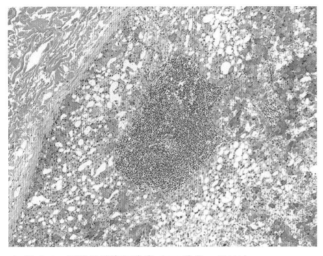

▲ 图 6-1　局限性腺泡细胞癌（HE 染色，100×）

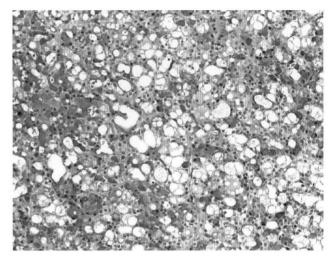

▲ 图 6-4　微囊状腺泡细胞癌（HE 染色，200×）

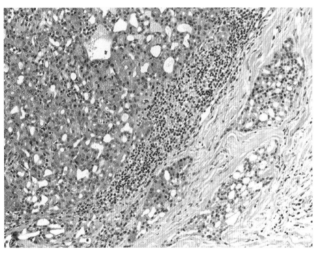

▲ 图 6-2　浸润性生长的腺泡细胞癌（HE 染色，200×）

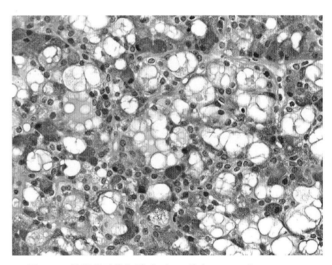

▲ 图 6-5　微囊状腺泡细胞癌（HE 染色，400×）

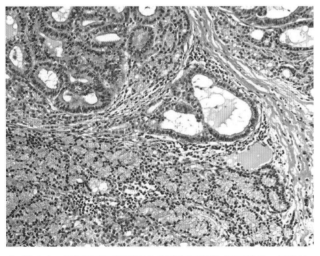

▲ 图 6-3　三相型或三相型以上的腺泡细胞癌（HE 染色，200×）

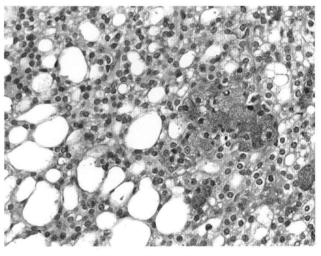

▲ 图 6-6　微囊状腺泡细胞癌（HE 染色，400×）

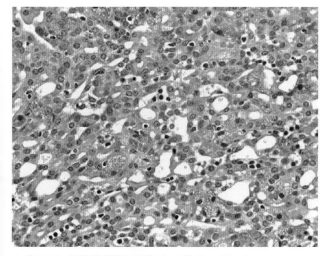

▲ 图 6-7　微囊状腺泡细胞癌（HE 染色，400×）

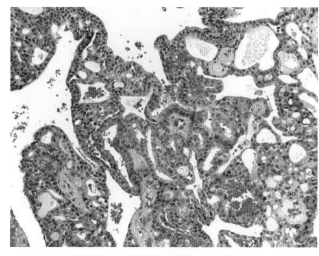

▲ 图 6-10　乳头状 - 囊状腺泡细胞癌（HE 染色，200×）

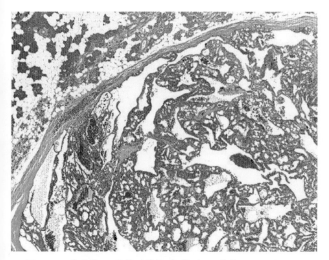

▲ 图 6-8　乳头状 - 囊状腺泡细胞癌（HE 染色，40×）

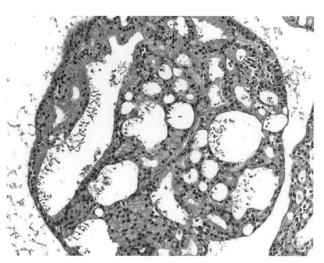

▲ 图 6-11　乳头状 - 囊状腺泡细胞癌（HE 染色，200×）

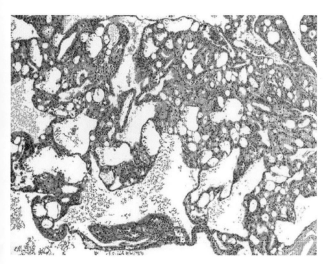

▲ 图 6-9　乳头状 - 囊状腺泡细胞癌（HE 染色，100×）

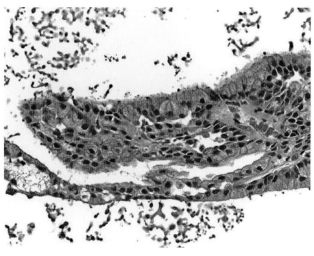

▲ 图 6-12　乳头状 - 囊状腺泡细胞癌（HE 染色，400×）

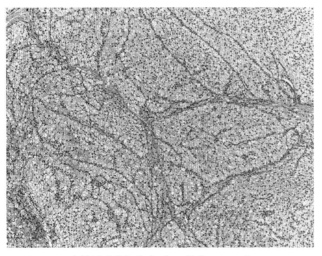

▲ 图 6-13　实体型腺泡细胞癌（HE 染色，100×）

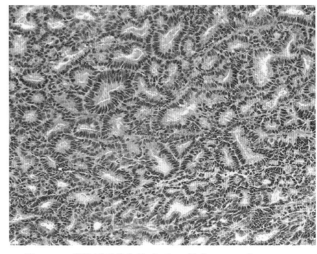

▲ 图 6-16　滤泡型腺泡细胞癌（HE 染色，200×）

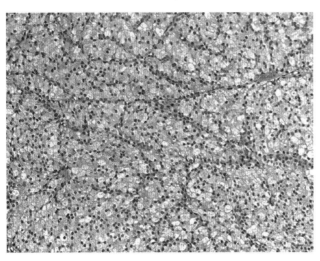

▲ 图 6-14　实体型腺泡细胞癌（HE 染色，200×）

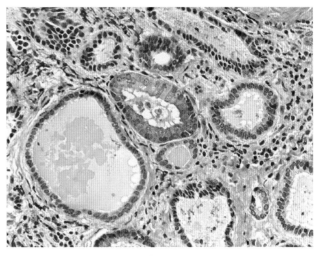

▲ 图 6-17　滤泡型腺泡细胞癌（HE 染色，400×）

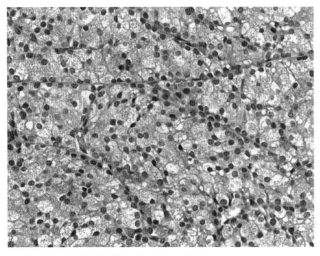

▲ 图 6-15　实体型腺泡细胞癌（HE 染色，400×）

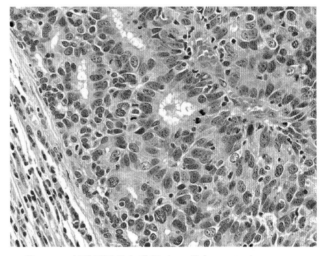

▲ 图 6-18　滤泡型腺泡细胞癌（HE 染色，400×）

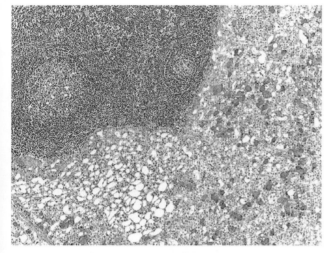

▲ 图 6-19 腺泡细胞癌，可见肿瘤相关性淋巴组织增殖（HE 染色，100×）

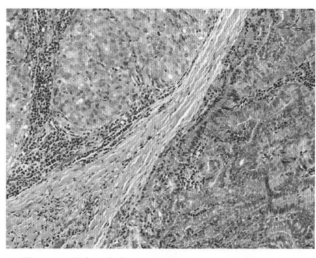

▲ 图 6-22 腺泡细胞癌，高级别转化，可见细胞异型（HE 染色，200×）

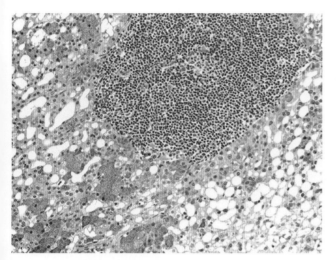

▲ 图 6-20 腺泡细胞癌，可见肿瘤相关性淋巴组织增殖（HE 染色，200×）

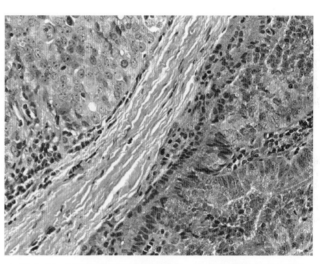

▲ 图 6-23 腺泡细胞癌，高级别转化，可见细胞异型（HE 染色，400×）

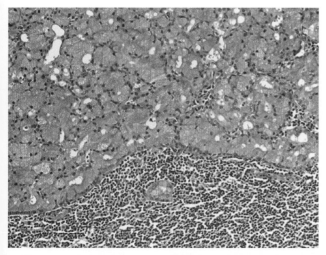

▲ 图 6-21 腺泡细胞癌，可见肿瘤相关性淋巴组织增殖（HE 染色，200×）

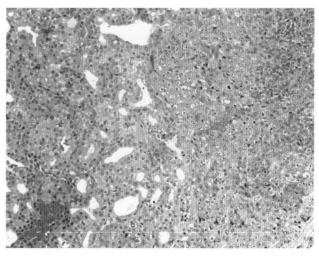

▲ 图 6-24 腺泡细胞癌，高级别转化，可见核分裂象（HE 染色，200×）

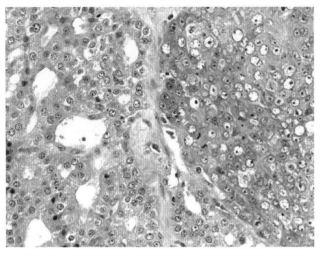

▲ 图 6-25　腺泡细胞癌，高级别转化，可见核分裂象（HE 染色，400×）

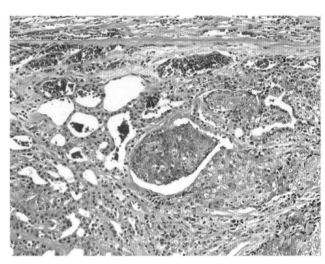

▲ 图 6-28　腺泡细胞癌，高级别转化，可见血管淋巴管侵犯（HE 染色，200×）

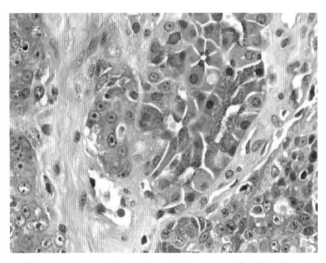

▲ 图 6-26　腺泡细胞癌，高级别转化，可见酶原样颗粒（HE 染色，600×）

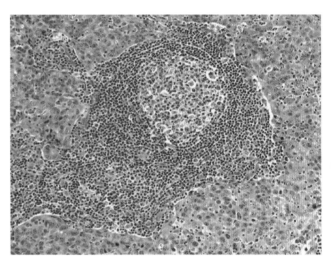

▲ 图 6-29　腺泡细胞癌，高级别转化，可见肿瘤相关性淋巴组织增殖（HE 染色，200×）

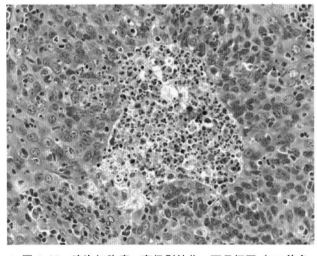

▲ 图 6-27　腺泡细胞癌，高级别转化，可见坏死（HE 染色，400×）

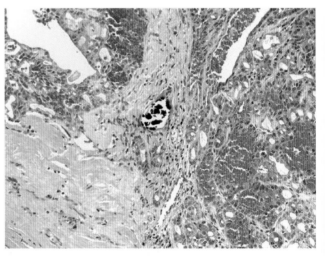

▲ 图 6-30　腺泡细胞癌，可见微钙化（HE 染色，200×）

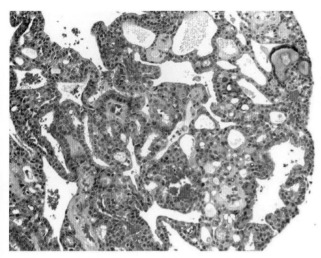

▲ 图 6-31 腺泡细胞癌，可见微钙化（HE 染色，200×）

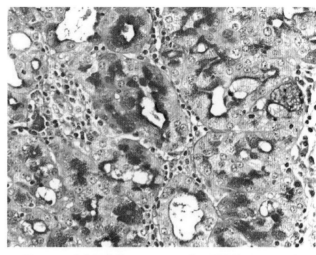

▲ 图 6-34 腺泡细胞癌（一），可见酶原样颗粒（PAS-D 染色，400×）

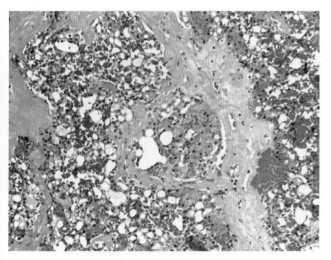

▲ 图 6-32 腺泡细胞癌，可见出血（HE 染色，200×）

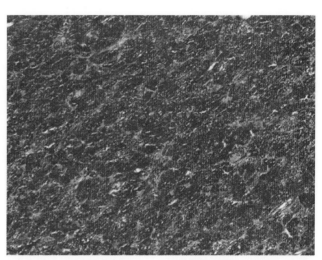

▲ 图 6-35 腺泡细胞癌（二），可见酶原样颗粒（PAS-D 染色，400×）

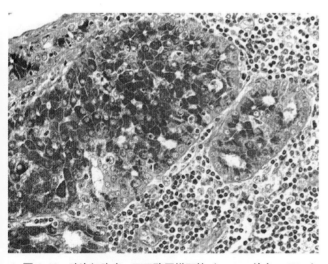

▲ 图 6-33 腺泡细胞癌，可见酶原样颗粒（PAS-D 染色，400×）
译者注：PAS-D 染色，即过碘酸 –Schiff 染色（淀粉酶消化法）

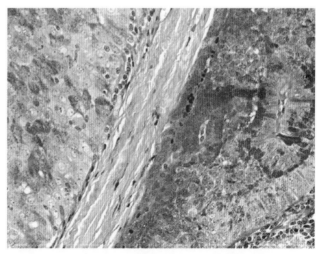

▲ 图 6-36 腺泡细胞癌，高级别转化，可见酶原样颗粒（PAS-D 染色，400×）

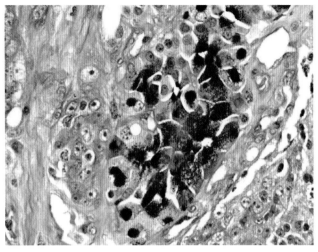

▲ 图 6-37 腺泡细胞癌，高级别转化，可见酶原样颗粒（PAS-D 染色，600×）

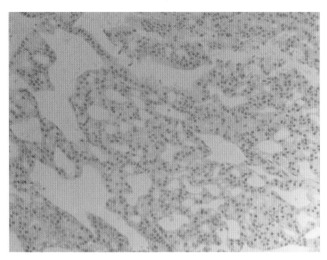

▲ 图 6-40 腺泡细胞癌，免疫组化染色阴性（S-100，200×）

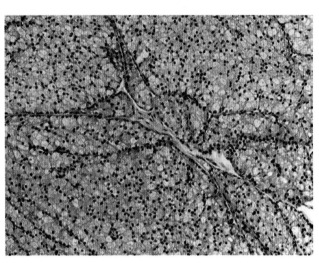

▲ 图 6-38 腺泡细胞癌，Mucicarmine 染色阴性（Mucicarmine，200×）（译者注：Mucicarmine 即黏蛋白卡红）

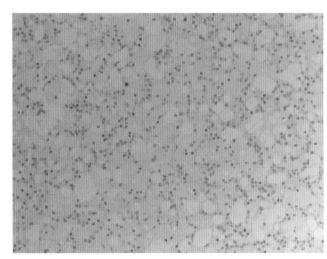

▲ 图 6-41 腺泡细胞癌，免疫组化染色阴性（p63，200×）

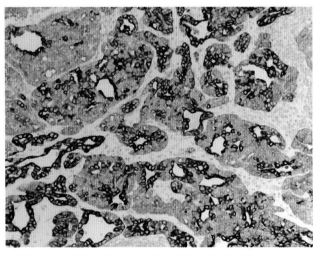

▲ 图 6-39 腺泡细胞癌，免疫组化染色弥漫阳性（AE1/AE3，200×）

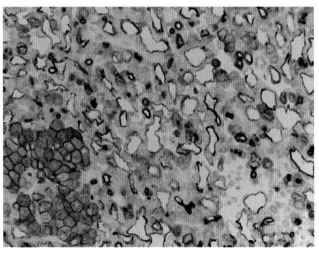

▲ 图 6-42 腺泡细胞癌，免疫组化染色弥漫阳性（DOG1，400×）

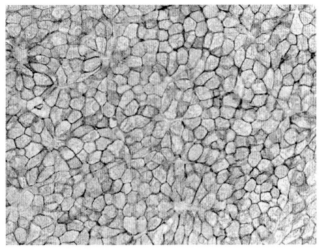

▲ 图 6-43　腺泡细胞癌，免疫组化染色弥漫阳性（DOG1，400×）

推 荐 阅 读

[1] Ali SZ. Acinic-cell carcinoma, papillary-cystic variant: a diagnostic dilemma in salivary gland aspiration. Diagn Cytopathol. 2002;27(4):244–50.

[2] Bishop JA, Yonescu R, Batista D, Eisele DW, Westra WH. Most nonparotid "acinic cell carcinomas" represent mammary analog secretory carcinomas. Am J Surg Pathol. 2013;37(7):1053–7.

[3] Chiosea SI, Griffith C, Assaad A, Seethala RR. The profile of acinic cell carcinoma after recognition of mammary analog secretory carcinoma. Am J Surg Pathol. 2012;36(3):343–50.

[4] Gomez DR, Katabi N, Zhung J, Wolden SL, Zelefsky MJ, Kraus DH, et al. Clinical and pathologic prognostic features in acinic cell carcinoma of the parotid gland. Cancer. 2009;115(10):2128–37.

[5] Ihrler S, Blasenbreu-Vogt S, Sendelhofert A, Lang S, Zietz C, Lohrs U. Differential diagnosis of salivary acinic cell carcinoma and adenocarcinoma (NOS). A comparison of (immuno-) histochemical markers. Pathol Res Pract. 2002;198(12):777–83.

[6] Lei Y, Chiosea SI. Re-evaluating historic cohort of salivary acinic cell carcinoma with new diagnostic tools. Head Neck Pathol. 2012;6(2):166–70.

[7] Lin WN, Huang HC, Wu CC, Liao CT, Chen IH, Kan CJ, et al. Analysis of acinic cell carcinoma of the parotid gland: 15 years experience. Acta Otolaryngol. 2010;130(12):1406–10.

[8] Piana S, Cavazza A, Pedroni C, Scotti R, Serra L, Gardini G. Dedifferentiated acinic cell carcinoma of the parotid gland with myoepithelial features. Arch Pathol Lab Med. 2002;126(9):1104–5.

[9] Roy S, Dhingra KK, Gupta P, Khurana N, Gupta B, Meher R. Acinic cell carcinoma with extensive neuroendocrine differentiation: a diagnostic challenge. Head Neck Pathol. 2009;3(2):163–8.

[10] Skalova A, Sima R, Vanecek T, Muller S, Korabecna M, Nemcova J, et al. Acinic cell carcinoma with high-grade transformation: a report of 9 cases with immunohistochemical study and analysis of TP53 and HER-2/neu genes. Am J Surg Pathol. 2009;33(8):1137–45.

第 7 章
腺样囊性癌
Adenoid Cystic Carcinoma

　　腺样囊性癌（adenoid cystic carcinoma）可见于儿童和成人，平均发病年龄在 60 岁左右。女性较男性稍多见。大涎腺或小涎腺都可发生，表现为单发或多发肿块。多数腺样囊性癌表现为低至中级别恶性肿瘤；然而，一部分病例伴有高级别转化（坏死、核分裂象增多和细胞异型），这些病例容易复发、淋巴结累犯及远处转移。腺样囊性癌可以是局限性的，也可呈浸润性生长，由多种细胞（导管细胞和肌上皮细胞）组成，并呈现多种结构模式（实体型、筛状型和管状型）（图 7-1 至图 7-37）。

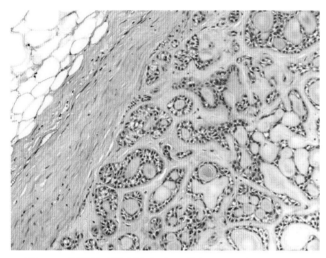

▲ 图 7-1　局限性腺样囊性癌（HE 染色，200×）

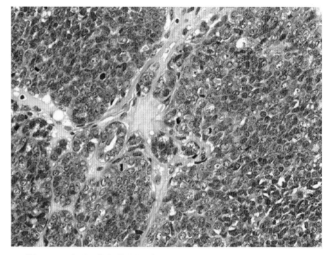

▲ 图 7-4　实体型腺样囊性癌（HE 染色，400×）

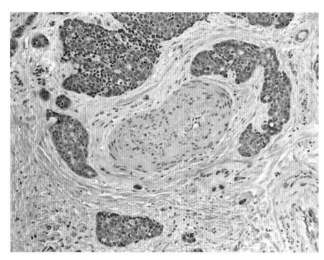

▲ 图 7-2　浸润性生长的腺样囊性癌（HE 染色，200×）

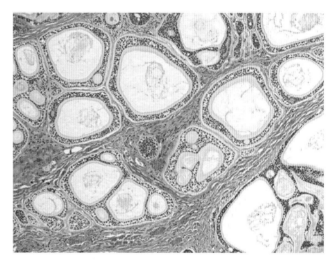

▲ 图 7-5　管状腺样囊性癌（HE 染色，100×）

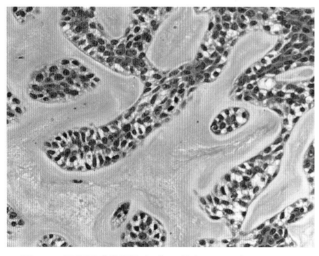

▲ 图 7-3　双相型腺样囊性癌（HE 染色，400×）

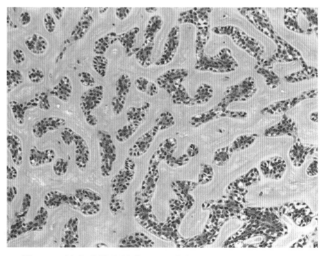

▲ 图 7-6　管状腺样囊性癌（HE 染色，200×）

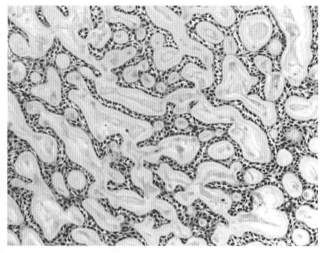

▲ 图 7-7　管状腺样囊性癌（HE 染色，200×）

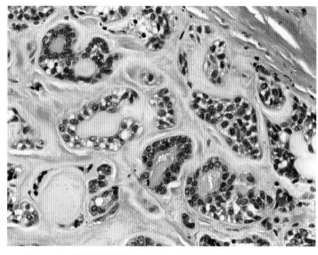

▲ 图 7-10　管状腺样囊性癌（HE 染色，400×）

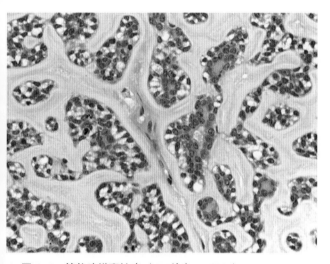

▲ 图 7-8　管状腺样囊性癌（HE 染色，400×）

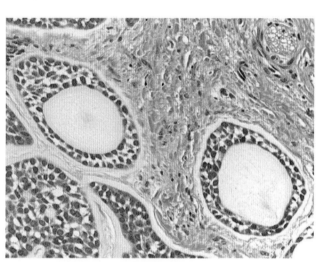

▲ 图 7-11　管状腺样囊性癌（HE 染色，400×）

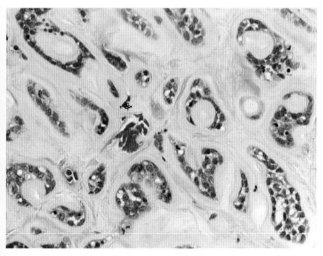

▲ 图 7-9　管状腺样囊性癌（HE 染色，400×）

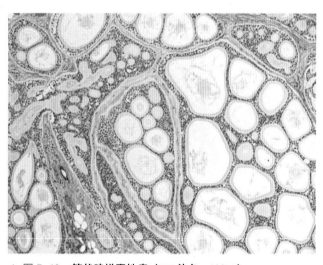

▲ 图 7-12　筛状腺样囊性癌（HE 染色，100×）

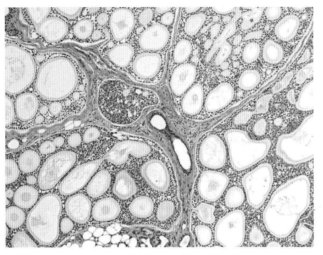

▲ 图 7-13　筛状腺样囊性癌（HE 染色，100×）

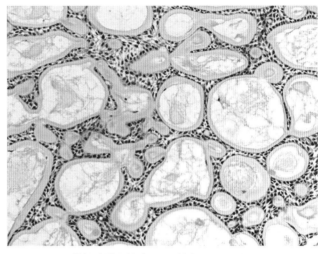

▲ 图 7-16　筛状腺样囊性癌（HE 染色，200×）

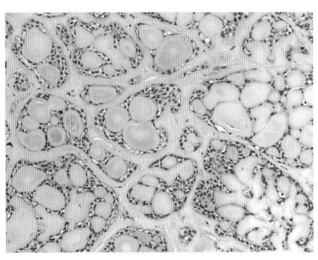

▲ 图 7-14　筛状腺样囊性癌（HE 染色，200×）

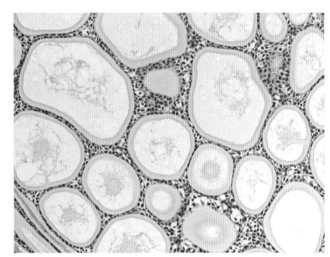

▲ 图 7-17　筛状腺样囊性癌（HE 染色，200×）

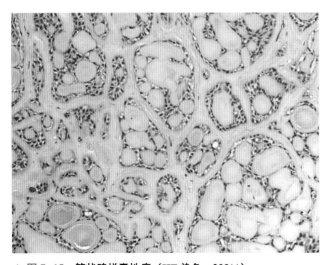

▲ 图 7-15　筛状腺样囊性癌（HE 染色，200×）

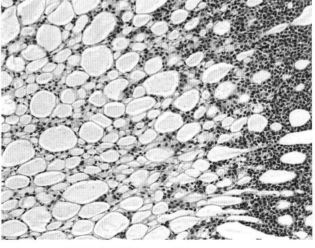

▲ 图 7-18　筛状腺样囊性癌（HE 染色，200×）

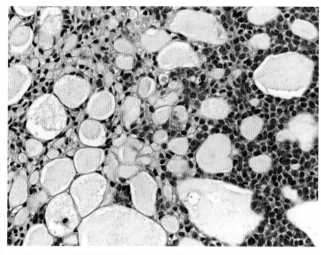

▲ 图 7-19 筛状腺样囊性癌（HE 染色，400×）

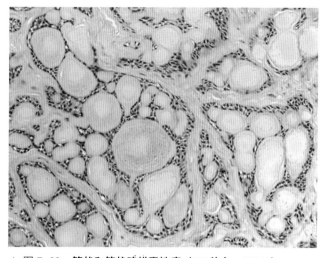

▲ 图 7-22 管状和筛状腺样囊性癌（HE 染色，200×）

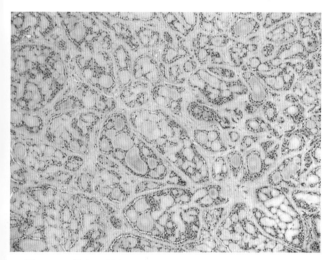

▲ 图 7-20 管状和筛状腺样囊性癌（HE 染色，100×）

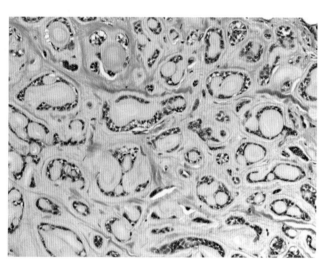

▲ 图 7-23 管状和筛状腺样囊性癌（HE 染色，200×）

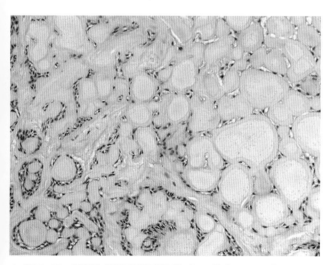

▲ 图 7-21 管状和筛状腺样囊性癌（HE 染色，200×）

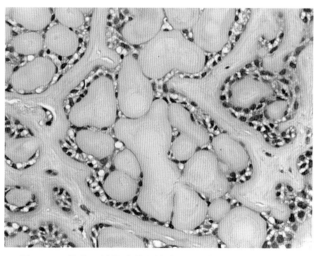

▲ 图 7-24 管状和筛状腺样囊性癌（HE 染色，400×）

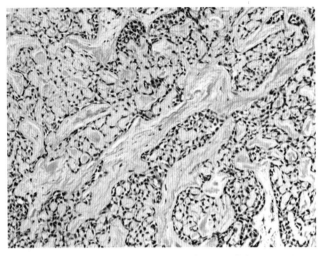

▲ 图 7-25　腺样囊性癌，可见透明样变（HE 染色，200×）

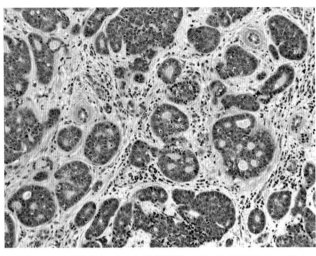

▲ 图 7-28　腺样囊性癌，高级别转化，可见细胞异型（HE 染色，200×）

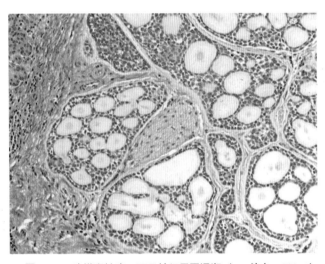

▲ 图 7-26　腺样囊性癌，可见神经周围浸润（HE 染色，200×）

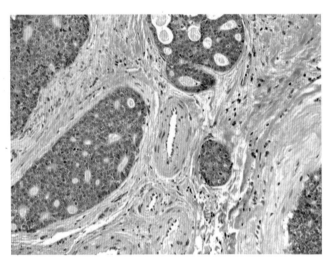

▲ 图 7-29　腺样囊性癌，高级别转化，可见细胞异型（HE 染色，200×）

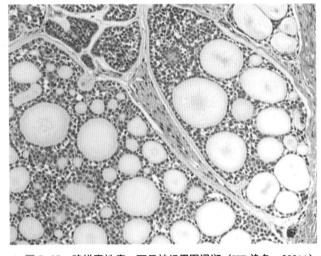

▲ 图 7-27　腺样囊性癌，可见神经周围浸润（HE 染色，200×）

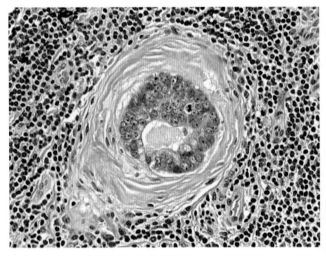

▲ 图 7-30　腺样囊性癌，高级别转化，可见细胞异型（HE 染色，400×）

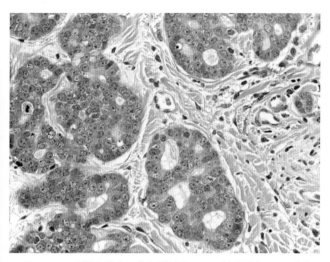

▲ 图 7-31　腺样囊性癌，高级别转化，可见核分裂象（HE 染色，400×）

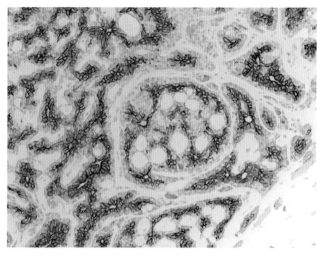

▲ 图 7-34　腺样囊性癌，导管细胞免疫组化染色阳性（AE1/AE3，200×）

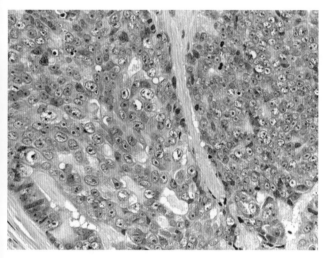

▲ 图 7-32　腺样囊性癌，高级别转化，可见核分裂象（HE 染色，400×）

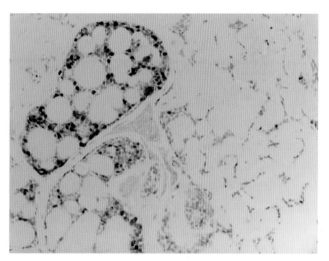

▲ 图 7-35　腺样囊性癌，肌上皮细胞免疫组化染色阳性（S-100，200×）

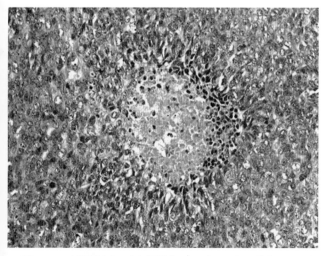

▲ 图 7-33　腺样囊性癌，高级别转化，可见坏死（HE 染色，400×）

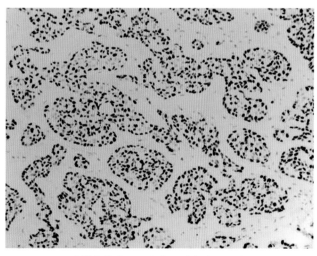

▲ 图 7-36　腺样囊性癌，肌上皮细胞免疫组化染色阳性（p63，200×）

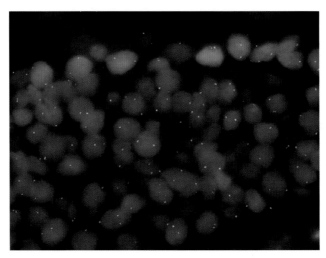

▲ 图 7-37 腺样囊性癌，可见 MYB 重排（FISH，600×）
（译者注：FISH 即荧光原位杂交）

推 荐 阅 读

[1] Bhaijee F, Pepper DJ, Pitman KT, Bell D. New developments in the molecular pathogenesis of head and neck tumors: a review of tumor-specific fusion oncogenes in mucoepidermoid carcinoma, adenoid cystic carcinoma, and NUT midline carcinoma. Ann Diagn Pathol. 2011;15(1):69–77.

[2] Brill LB 2nd, Kanner WA, Fehr A, Andrén Y, Moskaluk CA, Löning T, et al. Analysis of MYB expression and MYB-NFIB gene fusions in adenoid cystic carcinoma and other salivary neoplasms. Mod Pathol. 2011;24(9):1169–76.

[3] Cohen AN, Damrose EJ, Huang RY, Nelson SD, Blackwell KE, Calcaterra TC. Adenoid cystic carcinoma of the submandibular gland: a 35-year review. Otolaryngol Head Neck Surg. 2004;131(6):994–1000.

[4] da Cruz Perez DE, de Abreu AF, Nobuko Nishimoto I, de Almeida OP, Kowalski LP. Prognostic factors in head and neck adenoid cystic carcinoma. Oral Oncol. 2006;42(2):139–46.

[5] Darling MR, Schneider JW, Phillips VM. Polymorphous low-grade adenocarcinoma and adenoid cystic carcinoma: a review and comparison of immunohistochemical markers. Oral Oncol. 2002;38(7):641–5.

[6] Edwards PC, Bhuiya T, Kelsch RD. Assessment of p63 expression in the salivary gland neoplasms adenoid cystic carcinoma, polymorphous low-grade adenocarcinoma, and basal cell and canalicular adenomas. Oral Surg Oral Med Oral Pathol Oral Radiol Endod. 2004;97(5):613–9.

[7] Friedrich RE, Bleckmann V. Adenoid cystic carcinoma of salivary and lacrimal gland origin: localization, classification, clinical pathological correlation, treatment results and long-term follow-up control in 84 patients. Anticancer Res. 2003;23(2A):931–40.

[8] Ho AS, Kannan K, Roy DM, Morris LG, Ganly I, Katabi N, et al. The mutational landscape of adenoid cystic carcinoma. Nat Genet. 2013;45(7):791–8.

[9] Kokemueller H, Eckardt A, Brachvogel P, Hausamen JE. Adenoid cystic carcinoma of the head and neck--a 20 years experience. Int J Oral Maxillofac Surg. 2004;33(1):25–31.

[10] Lupinetti AD, Roberts DB, Williams MD, Kupferman ME, Rosenthal DI, Demonte F, et al. Sinonasal adenoid cystic carcinoma: the M. D Anderson Cancer center experience. Cancer. 2007;110(12):2726–31.

涎腺病理学图谱 Atlas of Salivary Gland Pathology

[11] Mino M, Pilch BZ, Faquin WC. Expression of KIT (CD117) in neoplasms of the head and neck: an ancillary marker for adenoid cystic carcinoma. Mod Pathol. 2003;16(12):1224–31.

[12] Mitani Y, Li J, Rao PH, Zhao YJ, Bell D, Lippman SM, et al. Comprehensive analysis of the MYB-NFIB gene fusion in salivary adenoid cystic carcinoma: incidence, variability, and clinicopathologic significance. Clin Cancer Res. 2010;16(19):4722–31.

[13] Mitani Y, Rao PH, Futreal PA, Roberts DB, Stephens PJ, Zhao YJ, et al. Novel chromosomal rearrangements and break points at the t(6;9) in salivary adenoid cystic carcinoma: association with MYB-NFIB chimeric fusion, MYB expression, and clinical outcome. Clin Cancer Res. 2011;17(22):7003–14.

[14] Penner CR, Folpe AL, Budnick SD. C-kit expression distinguishes salivary gland adenoid cystic carcinoma from polymorphous low-grade adenocarcinoma. Mod Pathol. 2002;15(7):687–91.

[15] Persson M, Andrén Y, Moskaluk CA, Frierson HF Jr, Cooke SL, Futreal PA, et al. Clinically significant copy number alterations and complex rearrangements of MYB and NFIB in head and neck adenoid cystic carcinoma. Genes Chromosomes Cancer. 2012;51(8):805–17.

[16] Rapidis AD, Givalos N, Gakiopoulou H, Faratzis G, Stavrianos SD, Vilos GA, et al. Adenoid cystic carcinoma of the head and neck. Clinicopathological analysis of 23 patients and review of the literature. Oral Oncol. 2005;41(3):328–35.

[17] Seethala RR, Cieply K, Barnes EL, Dacic S. Progressive genetic alterations of adenoid cystic carcinoma with high-grade transformation. Arch Pathol Lab Med. 2011;135(1):123–30.

[18] West RB, Kong C, Clarke N, Gilks T, Lipsick JS, Cao H, et al. MYB expression and translocation in adenoid cystic carcinomas and other salivary gland tumors with clinicopathologic correlation. Am J Surg Pathol. 2011;35(1):92–9.

第8章
基底细胞腺瘤
Basal Cell Adenoma

　　基底细胞腺瘤（basal cell adenoma）是与基底细胞腺癌相对应的良性肿瘤。基底细胞腺瘤主要发生于成人，平均发病年龄约为 65 岁。女性比男性稍多见。常发生于腮腺，表现为单发或多发肿块。基底细胞腺瘤可以有包膜围绕，呈局限性或多结节状；由多种细胞（导管细胞、肌上皮细胞和基底细胞）组成，并呈现多种结构模式（实体型、小梁状型、管状型和膜型）（图 8-1 至图 8-28）。

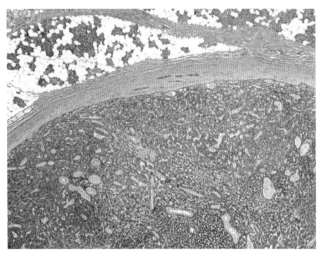

▲ 图 8-1　包膜完整的基底细胞腺瘤（HE 染色，40×）

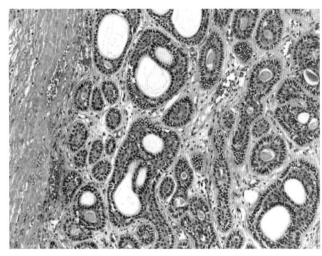

▲ 图 8-4　双相型基底细胞腺瘤（HE 染色，200×）

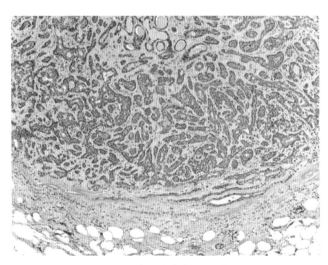

▲ 图 8-2　边界清晰的基底细胞腺瘤（HE 染色，100×）

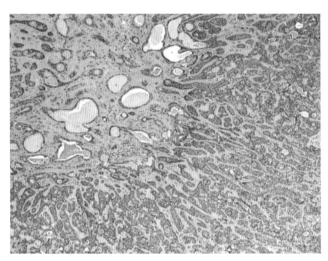

▲ 图 8-5　小梁状基底细胞腺瘤（HE 染色，100×）

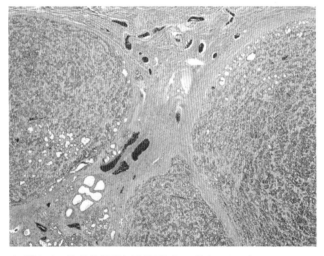

▲ 图 8-3　结节状基底细胞腺瘤（HE 染色，40×）

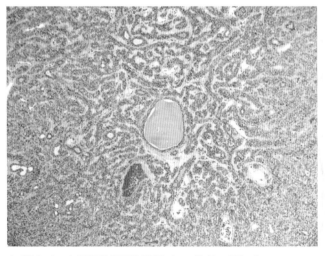

▲ 图 8-6　小梁状基底细胞腺瘤（HE 染色，100×）

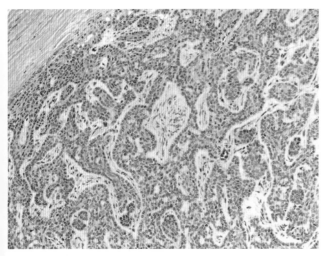

▲ 图 8-7 小梁状基底细胞腺瘤（HE 染色，200×）

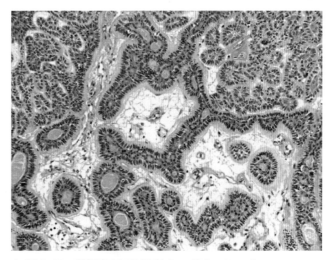

▲ 图 8-10 管状基底细胞腺瘤（HE 染色，200×）

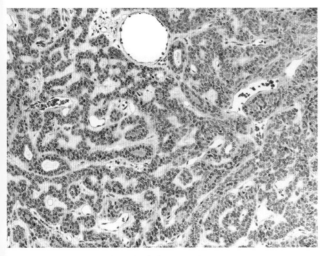

▲ 图 8-8 小梁状基底细胞腺瘤（HE 染色，200×）

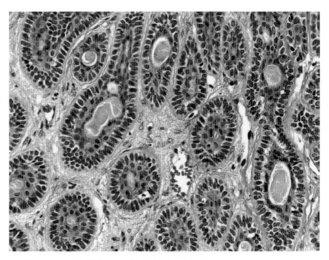

▲ 图 8-11 管状基底细胞腺瘤（HE 染色，400×）

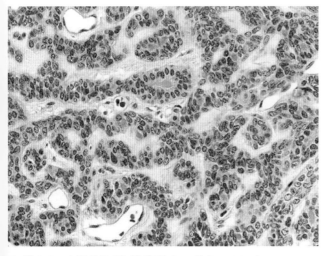

▲ 图 8-9 小梁状基底细胞腺瘤（HE 染色，400×）

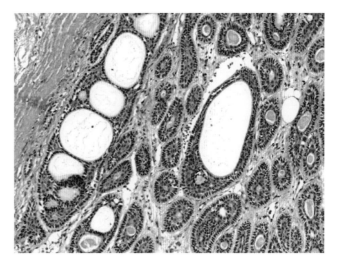

▲ 图 8-12 管状和筛状基底细胞腺瘤（HE 染色，200×）

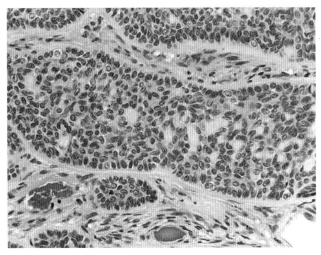

▲ 图 8-13　管状和筛状基底细胞腺瘤（HE 染色，400×）

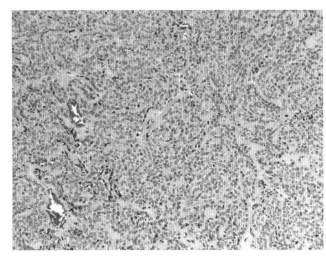

▲ 图 8-16　实体型基底细胞腺瘤（HE 染色，200×）

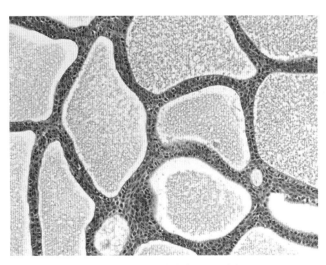

▲ 图 8-14　管状和囊状基底细胞腺瘤（HE 染色，200×）

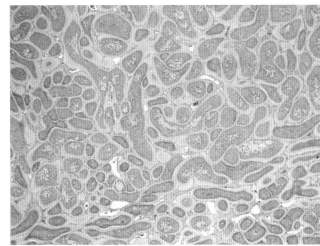

▲ 图 8-17　膜型基底细胞腺瘤（HE 染色，40×）

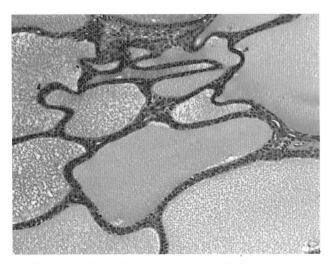

▲ 图 8-15　管状和囊状基底细胞腺瘤（HE 染色，200×）

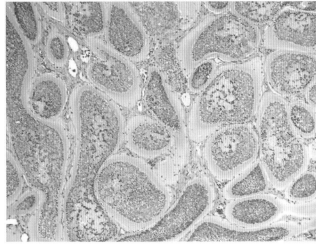

▲ 图 8-18　膜型基底细胞腺瘤（HE 染色，100×）

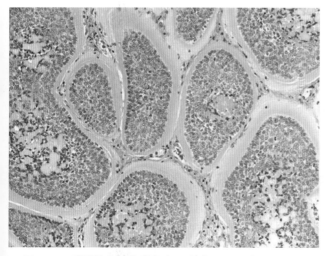

▲ 图 8-19　膜型基底细胞腺瘤（HE 染色，200×）

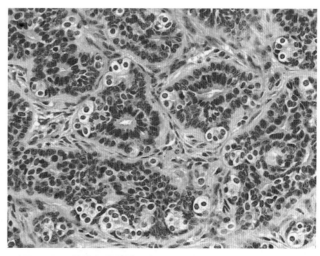

▲ 图 8-22　基底细胞腺瘤，可见透明细胞（HE 染色，400×）

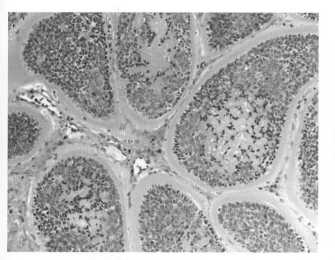

▲ 图 8-20　膜型基底细胞腺瘤（HE 染色，200×）

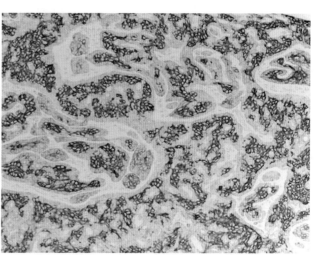

▲ 图 8-23　基底细胞腺瘤，导管细胞免疫组化染色阳性（AE1/AE3，200×）

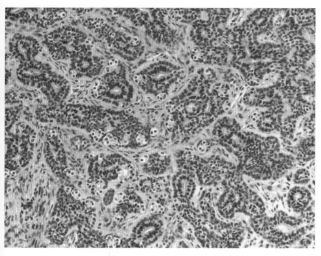

▲ 图 8-21　基底细胞腺瘤，可见透明细胞（HE 染色，200×）

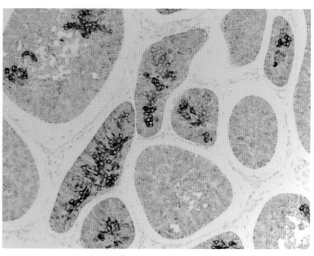

▲ 图 8-24　基底细胞腺瘤，导管细胞免疫组化染色阳性（AE1/AE3，200×）

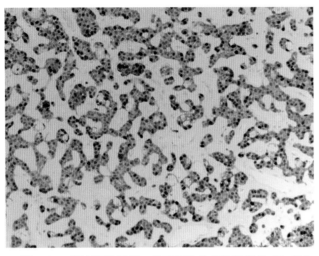

▲ 图 8-25 基底细胞腺瘤，免疫组化染色弥漫阳性（S-100，200×）

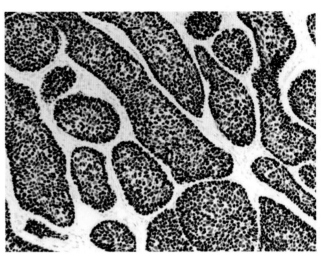

▲ 图 8-27 基底细胞腺瘤，免疫组化染色弥漫阳性（p63，200×）

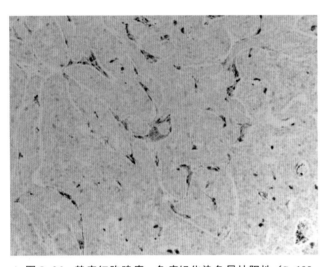

▲ 图 8-26 基底细胞腺瘤，免疫组化染色局灶阳性（S-100，200×）

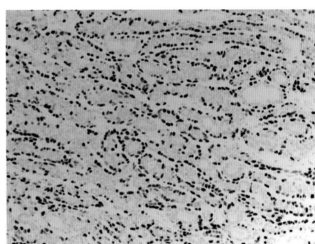

▲ 图 8-28 基底细胞腺瘤，基底细胞免疫组化染色阳性（p63，200×）

推 荐 阅 读

[1] Bastakis JG, Luna MA, el-Naggar AK. Basaloid monorphic adenomas. Ann Otol Rhinol Laryngol. 1991;100:687–90.

[2] Chhieng DC, Paulino AF. Basaloid tumors of the salivary glands. Ann Diagn Pathol. 2002;6(6):364–72.

[3] Edwards PC, Bhuiya T, Kelsch RD. Assessment of p63 expression in the salivary gland neoplasms adenoid cystic carcinoma, polymorphous low-grade adenocarcinoma, and basal cell and canalicular adenomas. Oral Surg Oral Med Oral Pathol Oral Radiol Endod. 2004;97(5):613–9.

[4] Ethunandan M, Pratt CA, Macpherson DW. Changing frequency of parotid gland neoplasms—analysis of 560 tumors treated in a district general hospital. Ann R Coll Surg Engl. 2002;84:1–6.

[5] Hyman BA, Scheithauer BW, Weiland LH, Irons GB. Membranous basal cell adenoma of the parotid gland. Malignant transformation in a patient with multiple dermal cylindromas. Arch Pathol Lab Med. 1988;112:209–11.

[6] Klijanienko J, El-Naggar AK, Vielh P. Comparative cytologic and histologic study of fifteen salivary basal-cell tumors: differential diagnostic considerations. Diagn Cytopathol. 1999;21(1):30–4.

[7] Machado de Sousa SO, Soares de Araújo N, Corrêa L, Pires Soubhia AM, Cavalcanti de Araújo V. Immunohistochemical aspects of basal cell adenoma and canalicular adenoma of salivary glands. Oral Oncol. 2001;37(4):365–8.

[8] Nagao T, Sugano I, Ishida Y, Hasegawa M, Matsuzaki O, Konno A, et al. Basal cell adenocarcinoma of the salivary glands: comparison with basal cell adenoma through assessment of cell proliferation, apoptosis, and expression of p53 and bcl-2. Cancer. 1998;82(3):439–47.

[9] Scott AR, Faquin WC, Deschler DG. Parotid mass in a woman with multiple cutaneous cylindromas. Head Neck. 2010;32:684–7.

[10] Tian Z, Li L, Wang L, Hu Y, Li J. Salivary gland neoplasms in oral and maxillofacial regions: a 23-year retrospective study of 6982 case in an eastern Chinese population. Int J Oral Maxillofac Surg. 2010;39:235–42.

[11] Wilson TC, Robinson RA. Basal cell adenocarcinoma and basal cell adenoma of the salivary glands: a clinicopathological review of seventy tumors with comparison of morphologic features and growth control indices. Head Neck Pathol. 2015;9:205–13.

[12] Yu GY, Ubmüller J, Donath K. Membranous basal cell adenoma of the salivary gland: a clinicopathologic study of 12 cases. Acta Otolaryngol. 1998;118:588–93.

[13] Zarbo RJ, Prasad AR, Regezi JA, Gown AM, Savera AT. Salivary gland basal cell and canalicular adenomas: immunohistochemical demonstration of myoepithelial cell participation and morphogenetic considerations. Arch Pathol Lab Med. 2000;124(3):401–5.

第 9 章
基底细胞腺癌
Basal Cell Adenocarcinoma

基底细胞腺癌（basal cell adenocarcinoma）是与基底细胞腺瘤相对应的恶性肿瘤。主要见于成年人，平均发病年龄约为 65 岁，无明显性别差异。常见的发病部位为腮腺，表现为单发或多发肿块。基底细胞腺癌可呈局限性，亦可呈浸润性生长，由多种细胞（导管细胞、肌上皮细胞和基底细胞）组成，并呈现多种结构模式（实体型、小梁状型、管状型和膜型）（图 9-1 至图 9-28）。

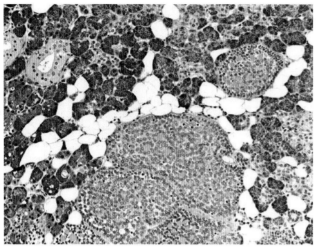

▲ 图 9-1 浸润性生长的基底细胞腺癌（HE 染色，200×）

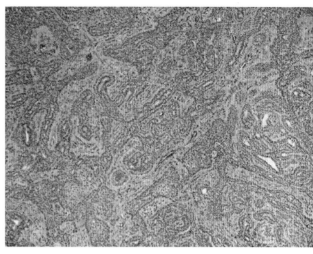

▲ 图 9-4 小梁状基底细胞腺癌（HE 染色，100×）

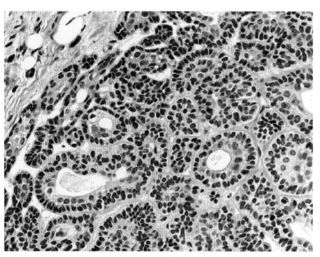

▲ 图 9-2 双相型基底细胞腺癌（HE 染色，400×）

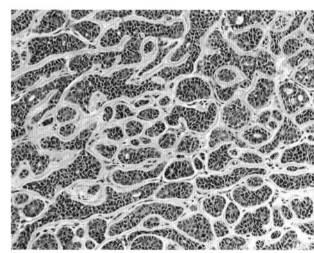

▲ 图 9-5 管状基底细胞腺癌（HE 染色，200×）

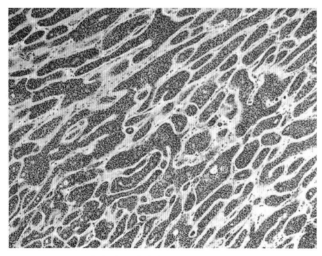

▲ 图 9-3 小梁状基底细胞腺癌（HE 染色，100×）

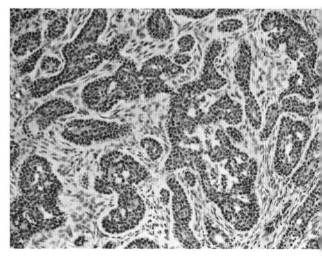

▲ 图 9-6 管状基底细胞腺癌（HE 染色，200×）

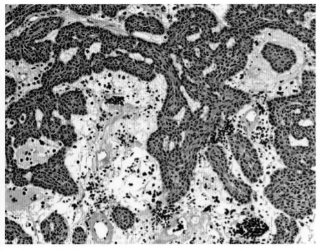

▲ 图 9-7 管状基底细胞腺癌（HE 染色，200×）

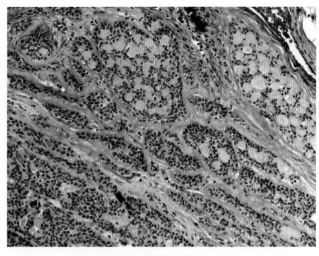

▲ 图 9-10 管状和筛状基底细胞腺癌（HE 染色，200×）

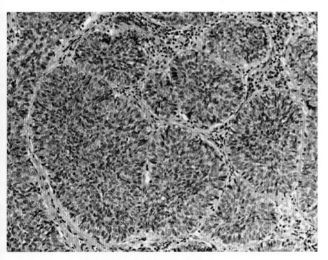

▲ 图 9-8 实体型基底细胞腺癌（HE 染色，200×）

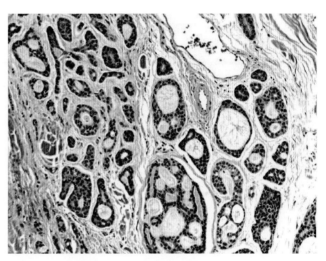

▲ 图 9-11 管状和筛状基底细胞腺癌（HE 染色，200×）

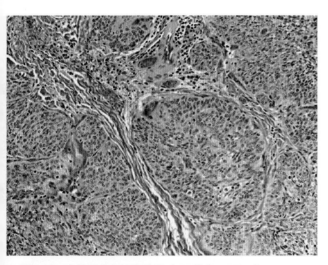

▲ 图 9-9 实体型基底细胞腺癌（HE 染色，200×）

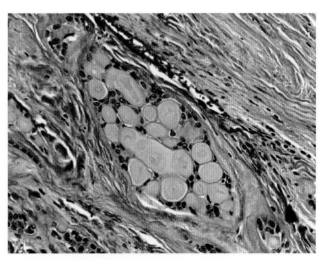

▲ 图 9-12 管状和筛状基底细胞腺癌（HE 染色，400×）

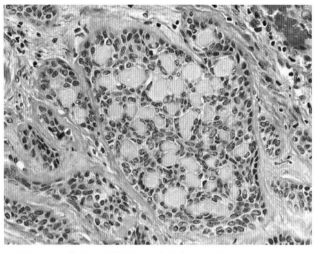

▲ 图 9-13　管状和筛状基底细胞腺癌（HE 染色，400×）

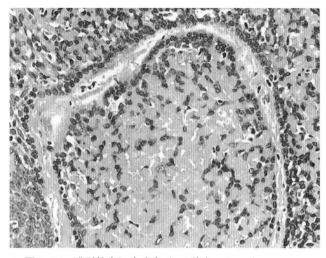

▲ 图 9-16　膜型基底细胞腺癌（HE 染色，400×）

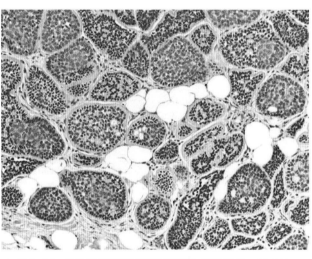

▲ 图 9-14　实体型和筛状基底细胞腺癌（HE 染色，200×）

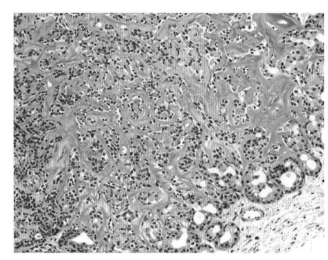

▲ 图 9-17　基底细胞腺癌，可见透明样变（HE 染色，200×）

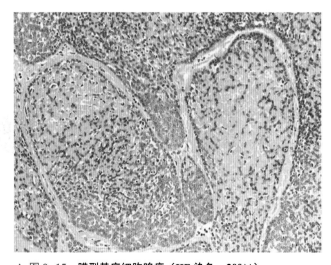

▲ 图 9-15　膜型基底细胞腺癌（HE 染色，200×）

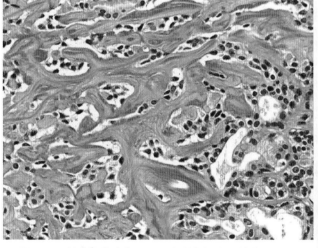

▲ 图 9-18　基底细胞腺癌，可见透明样变（HE 染色，400×）

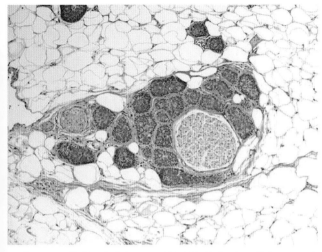

▲ 图 9-19　基底细胞腺癌，可见神经周围浸润（HE 染色，100×）

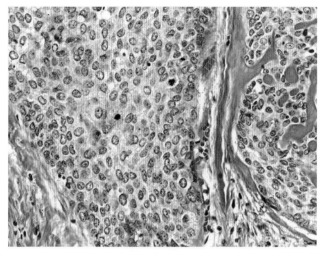

▲ 图 9-22　高级别转化基底细胞腺癌，可见核分裂象（HE 染色，400×）

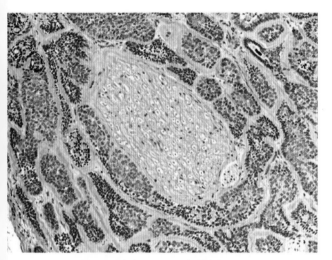

▲ 图 9-20　基底细胞腺癌，可见神经周围浸润（HE 染色，200×）

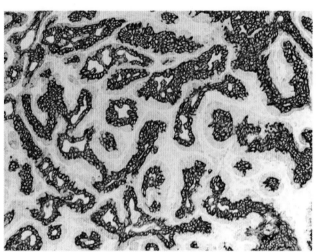

▲ 图 9-23　基底细胞腺癌，导管细胞免疫组化染色阳性（AE1/AE3，200×）

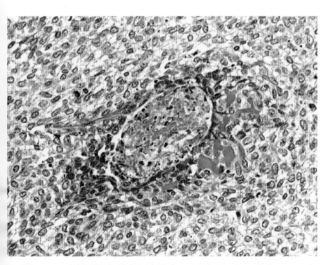

▲ 图 9-21　高级别转化基底细胞腺癌，可见坏死（HE 染色，400×）

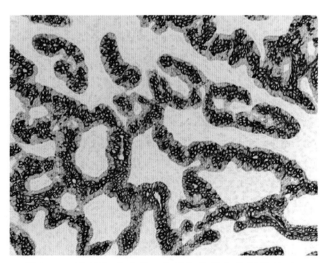

▲ 图 9-24　基底细胞腺癌，免疫组化染色弥漫阳性（AE1/AE3，200×）

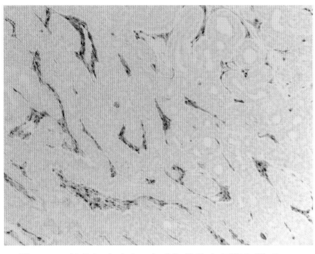

▲ 图 9-25 基底细胞腺癌，免疫组化染色局灶阳性（S-100，200×）

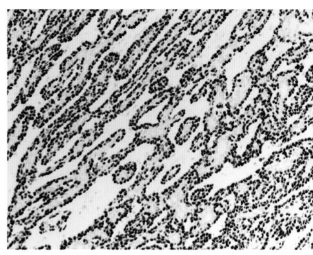

▲ 图 9-27 基底细胞腺癌，基底细胞免疫组化染色阳性（p63，200×）

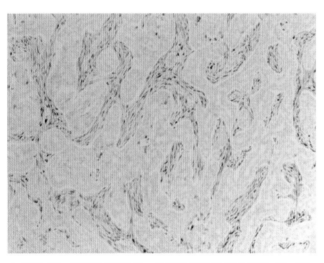

▲ 图 9-26 基底细胞腺癌，免疫组化染色局灶阳性（S-100，200×）

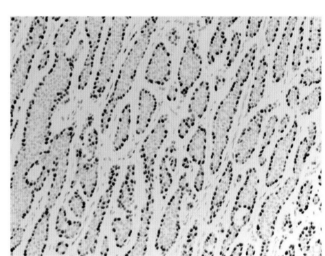

▲ 图 9-28 基底细胞腺癌，基底细胞免疫组化染色阳性（p63，200×）

推 荐 阅 读

[1] Chhieng DC, Paulino AF. Basaloid tumors of the salivary glands. Ann Diagn Pathol. 2002;6(6):364–72.

[2] Cuthbertson DW, Raol N, Hicks J, Green L, Parke R. Minor salivary gland basal cell adenocarcinoma: a systematic review and report of a new case. JAMA Otolaryngol Head Neck Surg. 2015;141:276–83.

[3] Ellis GL, Wiscovitch JG. Basal cell adenocarcinomas of the major salivary glands. Oral Surg Oral Med Oral Pathol. 1990;69:461–9.

[4] Hyman BA, Scheithauer BW, Weiland LH, Irons GB. Membranous basal cell adenoma of the parotid gland. Malignant transformation in a patient with multiple dermal cylindromas. Arch Pathol Lab Med. 1988;112:209–11.

[5] Ide F, Kusama K. Sebaceous differentiation in basal cell adenocarcinoma of the submandibular gland. Virchows Arch. 2002;440(5):547–8.

[6] Klijanienko J, el-Naggar AK, Vielh P. Comparative cytologic and histologic study of fifteen salivary basal-cell tumors: differential diagnostic considerations. Diagn Cytopathol. 1999;21(1):30–4.

[7] Muller S, Barnes L. Basal cell adenocarcinoma of the salivary glands. Report of seven cases and review of the literature. Cancer. 1996;78(12):2471–7.

[8] Nagao T, Sugano I, Ishida Y, Hasegawa M, Matsuzaki O, Konno A, et al. Basal cell adenocarcinoma of the salivary glands: comparison with basal cell adenoma through assessment of cell proliferation, apoptosis, and expression of p53 and bcl-2. Cancer. 1998;82(3):439–47.

[9] Scott AR, Faquin WC, Deschler DG. Parotid mass in a woman with multiple cutaneous cylindromas. Head Neck. 2010;32:684–7.

[10] Williams SB, Ellis GL, Auclair PL. Immunohistochemical analysis of basal cell adenocarcinoma. Oral Surg Oral Med Oral Pathol. 1993;75(1):64–9.

[11] Yu GY, Ubmüller J, Donath K. Membranous basal cell adenoma of the salivary gland: a clinicopathologic study of 12 cases. Acta Otolaryngol. 1998;118:588–93.

[12] Zhan KY, Lentsch EJ. Basal cell adenocarcinoma of the major salivary glands; a population-level stdy of 509 cases. Laryngoscope. 2016;126(5):1086–90.

第 10 章
小管腺瘤
Canalicular Adenoma

　　小管腺瘤（canalicular adenoma）主要发生于成年人，平均发病年龄约 60 岁。男性比女性多见。多数病例发生在上唇，表现为单发或多发的肿块。小管腺瘤界限清楚或呈分叶状，由一种细胞（导管细胞）组成，并呈现多种结构模式（分支状型和管状型）（图 10-1 至图 10-18）。

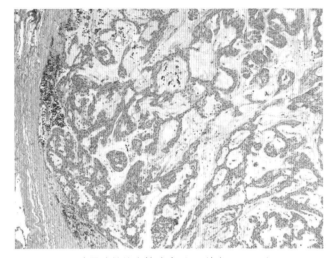

▲ 图 10-1　边界清楚的小管腺瘤（HE 染色，100×）

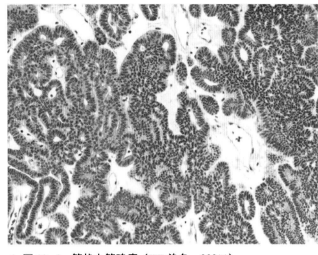

▲ 图 10-4　管状小管腺瘤（HE 染色，200×）

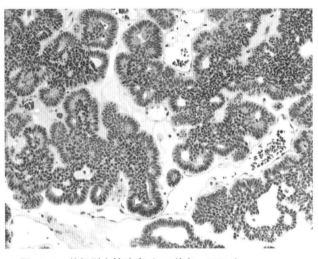

▲ 图 10-2　单相型小管腺瘤（HE 染色，200×）

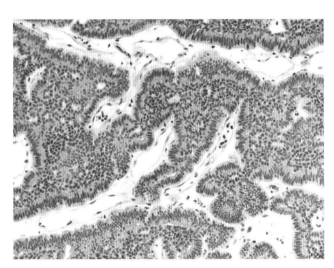

▲ 图 10-5　管状小管腺瘤（HE 染色，200×）

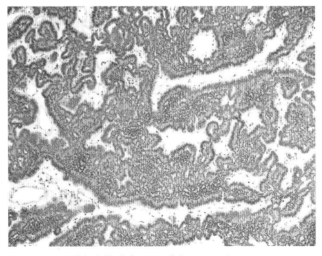

▲ 图 10-3　管状小管腺瘤（HE 染色，100×）

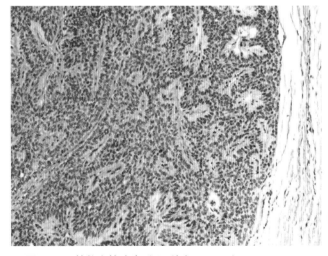

▲ 图 10-6　管状小管腺瘤（HE 染色，200×）

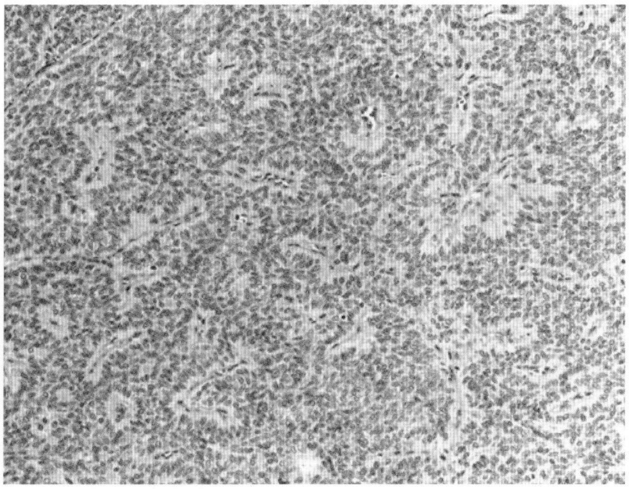

▲ 图 10-7 管状小管腺瘤（HE 染色，200×）

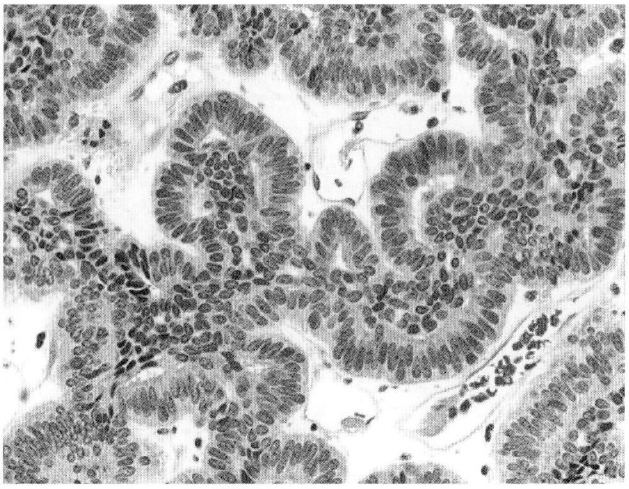

▲ 图 10-8 管状小管腺瘤（HE 染色，400×）

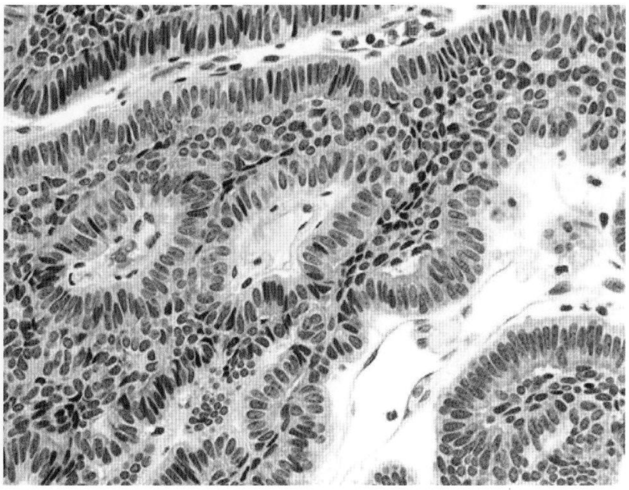

▲ 图 10-9 管状小管腺瘤（HE 染色，400×）

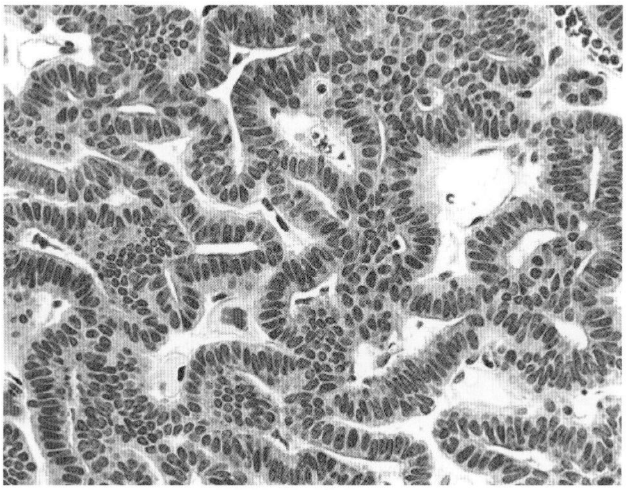

▲ 图 10-10 管状小管腺瘤（HE 染色，400×）

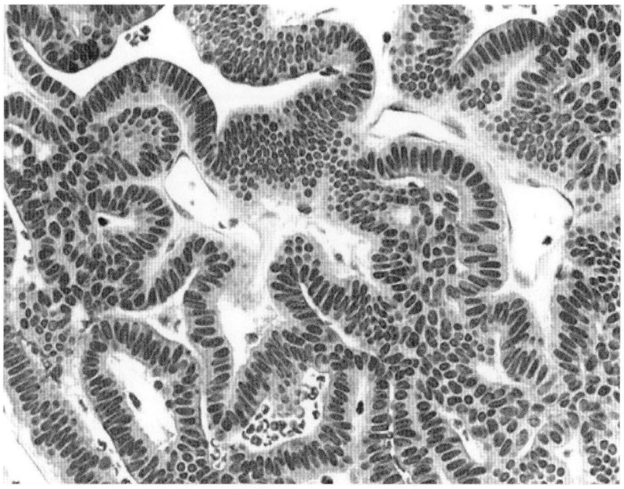

▲ 图 10-11 管状小管腺瘤（HE 染色，400×）

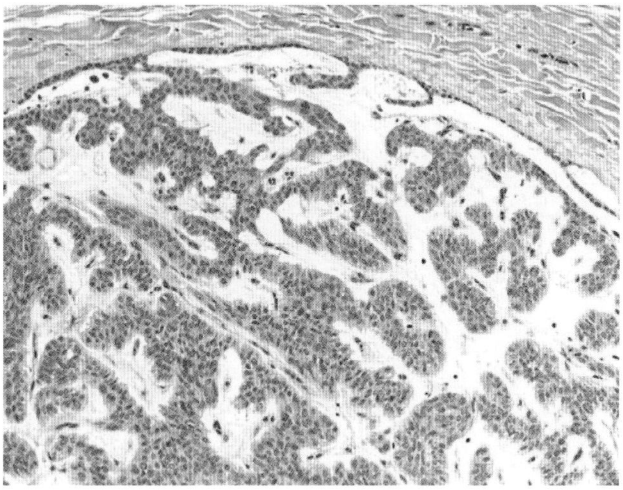

▲ 图 10-12 黏液样小管腺瘤（HE 染色，200×）

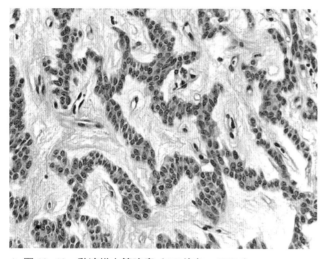

▲ 图 10-13　黏液样小管腺瘤（HE 染色，400×）

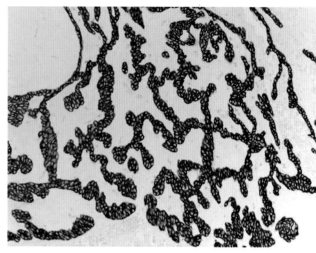

▲ 图 10-16　小管腺瘤，免疫组化染色弥漫阳性（AE1/AE3，200×）

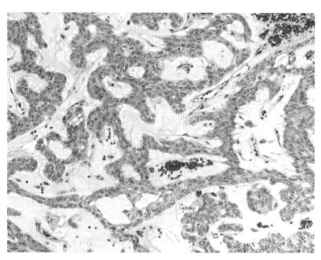

▲ 图 10-14　含血管的小管腺瘤（HE 染色，200×）

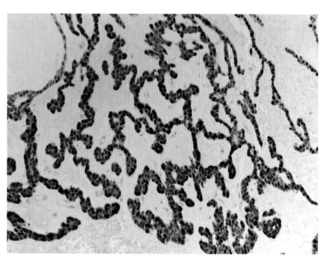

▲ 图 10-17　小管腺瘤，免疫组化染色弥漫阳性（S-100，200×）

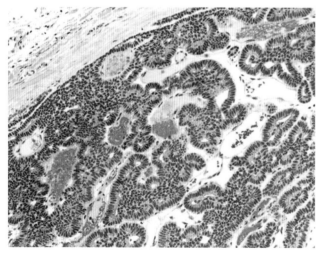

▲ 图 10-15　含血管的小管腺瘤（HE 染色，200×）

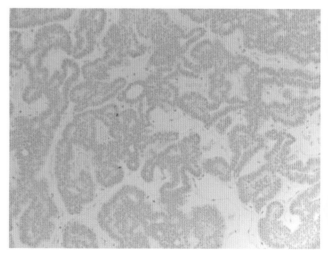

▲ 图 10-18　小管腺瘤，免疫组化染色罕见阳性细胞（p63，200×）

[1] Daley TD. The canalicular adenoma: considerations on differential diagnosis and treatment. J Oral Maxillofac Surg. 1984;42(11):728–30.

[2] Daley TD, Gardner DG, Smout MS. Canalicular adenoma: not a basal cell adenoma. Oral Surg Oral Med Oral Pathol. 1984;57(2):181–8.

[3] Edwards PC, Bhuiya T, Kelsch RD. Assessment of p63 expression in the salivary gland neoplasms adenoid cystic carcinoma, polymorphous low-grade adenocarcinoma, and basal cell and canalicular adenomas. Oral Surg Oral Med Oral Pathol Oral Radiol Endod. 2004;97(5):613–9.

[4] Gardner DG, Daley TD. The use of the terms monomorphic adenoma, basal cell adenoma, and canalicular adenoma as applied to salivary gland tumors. Oral Surg Oral Med Oral Pathol. 1983;56(6):608–15.

[5] Machado de Sousa SO, Soares de Araújo N, Corrêa L, Pires Soubhia AM, Cavalcanti de Araújo V. Immunohistochemical aspects of basal cell adenoma and canalicular adenoma of salivary glands. Oral Oncol. 2001;37(4):365–8.

[6] Pires FR, Pringle GA, de Almeida OP, Chen SY. Intra-oral minor salivary gland tumors: a clinicopathological study of 546 cases. Oral Oncol. 2007;43:463–70.

[7] Samar ME, Avila RE, Fonseca IB, Anderson W, Fonseca GM, Cantin M. Multifocal canalicular adenoma of the minor labial salivary glands. Int J Clin Exp Pathol. 2014;7:8205–10.

[8] Thompson LD, Bauer JL, Chiosea S, McHugh JB, Seethala RR, Miettinen M, et al. Canalicular adenoma: a clinicopathologic and immunohistochemical analysis of 67 cases with a review of the literature. Head Neck Pathol. 2015;9:181–95.

[9] Waldron CA, El-Mofty SK, Gnepp DR. Tumors of the intraoral minor salivary glands: a demographic and histologic study of 426 cases. Oral Surg Oral Med Oral Pathol. 1988;66:323–33.

[10] Wang D, Li Y, He H, Liu L, Wu L, He Z. Intraoral minor salivary gland tumors in a Chinese population: a retrospective study on 737 cases. Oral Surg Oral Med Oral Pathol Oral Radiol Endod. 2007;104:94–100.

第 11 章
癌肉瘤
Carcinosarcoma

癌肉瘤是一种极其罕见的恶性肿瘤，见于成人，平均发病年龄约为 60 岁。女性患者较男性患者少。大多数病例累及大涎腺，表现为单发或多发肿块。大多数癌肉瘤病例为高级别恶性肿瘤。癌肉瘤可边界清楚或呈浸润性生长，由恶性的上皮性和间叶性成分组成（图 11-1 至图 11-18）。

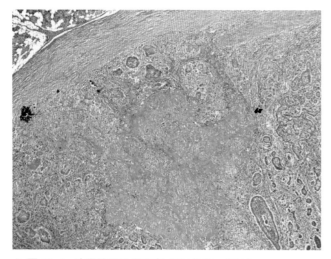

▲ 图 11-1 边界清楚的癌肉瘤（HE 染色，40×）

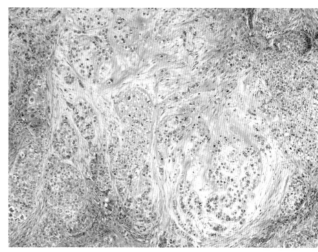

▲ 图 11-4 癌肉瘤，可见恶性的上皮性和间叶性成分（HE 染色，100×）

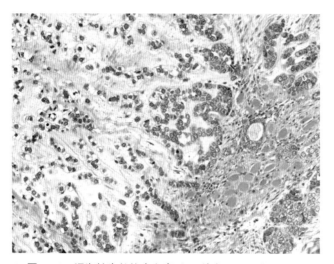

▲ 图 11-2 浸润性生长的癌肉瘤（HE 染色，200×）

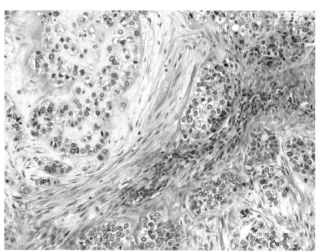

▲ 图 11-5 癌肉瘤，可见恶性的上皮性和间叶性成分（HE 染色，200×）

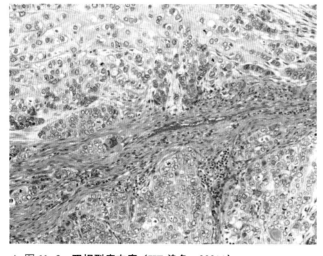

▲ 图 11-3 双相型癌肉瘤（HE 染色，200×）

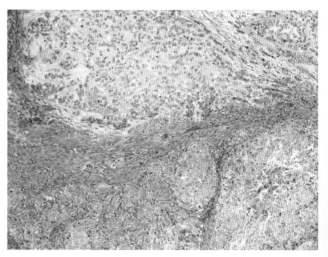

▲ 图 11-6 癌肉瘤，可见恶性的上皮性和间叶性成分（HE 染色，100×）

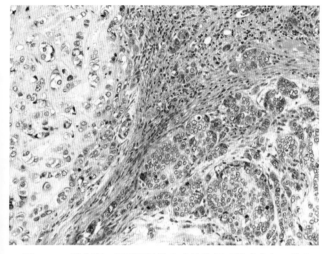

▲ 图 11-7　癌肉瘤，可见恶性的上皮性和间叶性成分（HE 染色，200×）

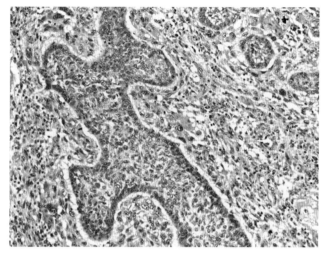

▲ 图 11-10　癌肉瘤，可见细胞异型（HE 染色，200×）

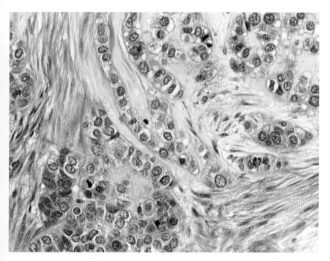

▲ 图 11-8　癌肉瘤，可见恶性的上皮性和间叶性成分（HE 染色，400×）

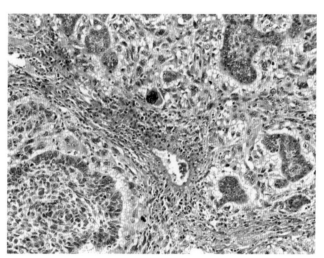

▲ 图 11-11　癌肉瘤，可见细胞异型（HE 染色，400×）

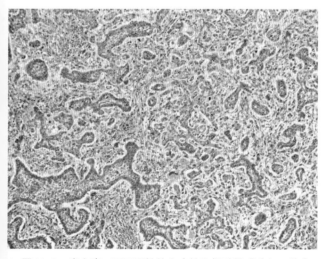

▲ 图 11-9　癌肉瘤，可见恶性的上皮性和间叶性成分（HE 染色，100×）

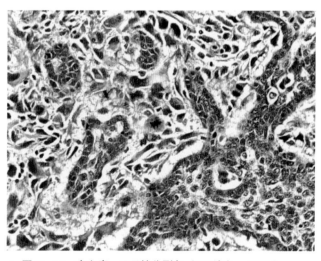

▲ 图 11-12　癌肉瘤，可见核分裂象（HE 染色，400×）

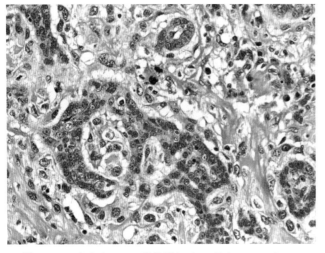

▲ 图 11-13　癌肉瘤，可见核分裂象（HE 染色，400×）

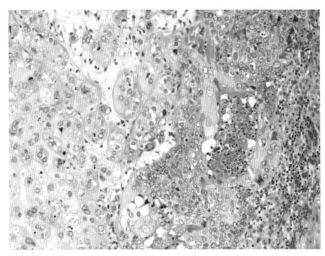

▲ 图 11-16　癌肉瘤，可见坏死（HE 染色，200×）

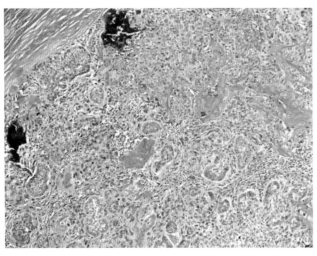

▲ 图 11-14　癌肉瘤，可见微小钙化（HE 染色，100×）

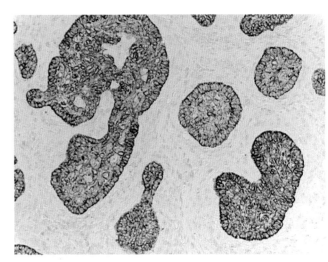

▲ 图 11-17　癌肉瘤，免疫组化染色灶性阳性（AE1/AE3，200×）

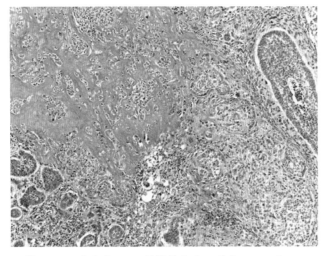

▲ 图 11-15　癌肉瘤，可见骨样基质（HE 染色，100×）

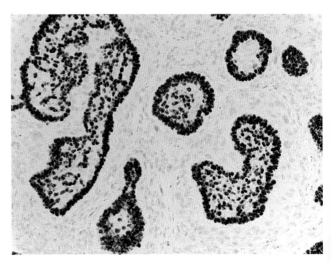

▲ 图 11-18　癌肉瘤，免疫组化染色灶性阳性（p63，200×）

[1] Alvarez-Cañas C, Rodilla IG. True malignant mixed tumor (carcinosarcoma) of the parotid gland. Report of a case with immunohistochemical study. Oral Surg Oral Med Oral Pathol Oral Radiol Endod. 1996;81:454–8.

[2] Bhalla RK, Jones TM, Taylor W, Roland NJ. Carcinosarcoma (malignant mixed tumor) of the submandibular gland: a case report and review of the literature. J Oral Maxillofac Surg. 2002;60(9):1067–9.

[3] Götte K, Riedel F, Coy JF, Spahn V, Hörmann K. Salivary gland carcinosarcoma: immunohistochemical, molecular genetic and electron microscopic findings. Oral Oncol. 2000;36(4):360–4.

[4] Gnepp DR. Malignant mixed tumors of the salivary glands: a review. Pathol Annu. 1993;28:279–328.

[5] Harada H. Histomorphological investigation regarding to malignant transformation of pleomorphic adenoma (so-called malignant mixed tumor) of the salivary gland origin; special reference to carcinosarcoma. Kurume Med J. 2000;47:307–23.

[6] Kwon MY, Gu M. True malignant mixed tumor (carcinosarcoma) of parotid gland with unusual mesenchymal component: a case report and review of the literature. Arch Pathol Lab Med. 2001;125(6):812–5.

[7] Stephen J, Batsakis JG, Luna MA, von der Heyden U, Byers RM. True malignant mixed tumors (carcinosarcoma) of salivary glands. Oral Surg Oral Med Oral Pathol. 1986;61:597–602.

[8] Taki NH, Laver N, Quinto T, Wein RO. Carcinosarcoma de novo of the parotid gland: case report. Head Neck. 2013;35:E161–3.

第 11 章 癌肉瘤 Carcinosarcoma

第 12 章
透明细胞癌
Clear Cell Carcinoma

透明细胞癌主要发生于成人，平均年龄约为 60 岁。女性患者较男性患者多。大多数病例累及口腔中的小涎腺，表现为单发或多发肿块。大多数透明细胞癌病例为低级别恶性肿瘤。透明细胞癌呈浸润性生长，由一种细胞［透明细胞和（或）嗜酸细胞］组成，可呈现多种结构模式（实体型、小梁状型和单细胞型），伴或不伴有透明变基质（图 12-1 至图 12-20）。

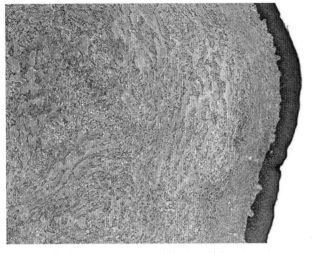

▲ 图 12-1　边界清楚的透明细胞癌（HE 染色，40×）

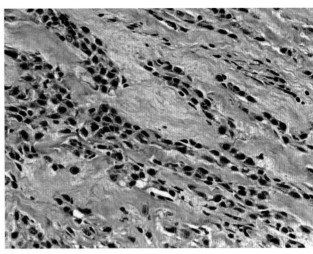

▲ 图 12-4　透明细胞癌，可见嗜酸细胞（HE 染色，400×）

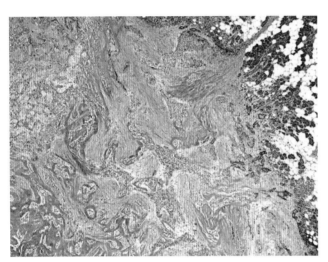

▲ 图 12-2　浸润性生长的透明细胞癌（HE 染色，40×）

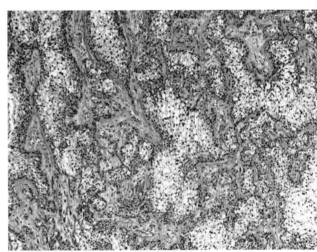

▲ 图 12-5　透明细胞癌，可见嗜酸细胞和透明细胞（HE 染色，100×）

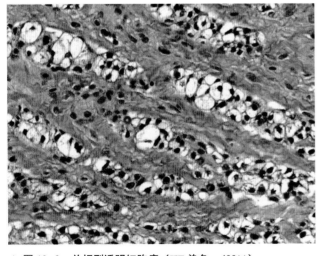

▲ 图 12-3　单相型透明细胞癌（HE 染色，400×）

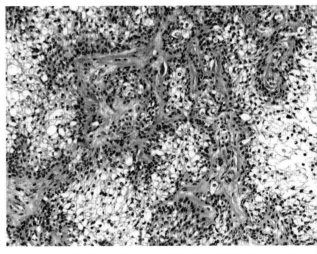

▲ 图 12-6　透明细胞癌，可见嗜酸细胞和透明细胞（HE 染色，200×）

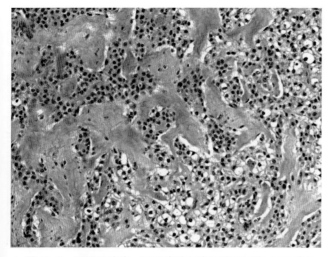

▲ 图 12-7 透明细胞癌，可见嗜酸细胞和透明细胞（HE 染色，200×）

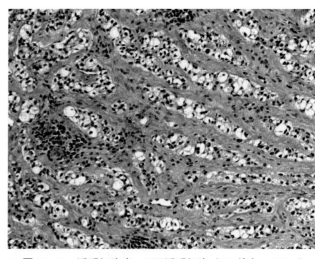

▲ 图 12-10 透明细胞癌，可见透明细胞（HE 染色，200×）

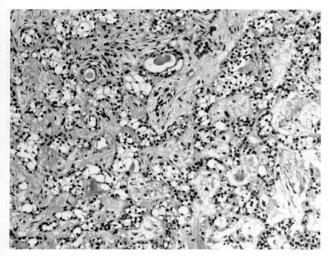

▲ 图 12-8 透明细胞癌，可见透明细胞（HE 染色，200×）

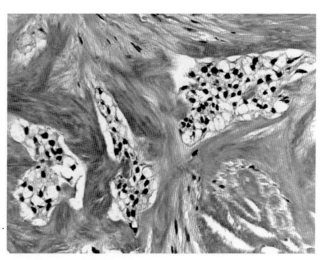

▲ 图 12-11 透明细胞癌，可见透明细胞（HE 染色，400×）

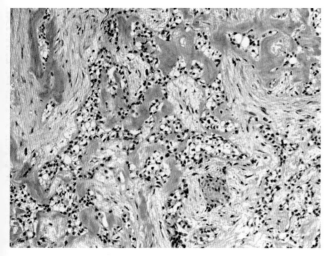

▲ 图 12-9 透明细胞癌，可见透明细胞（HE 染色，200×）

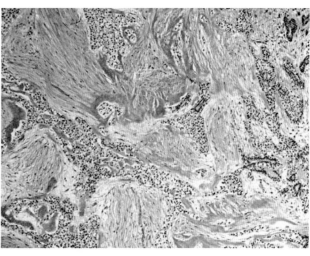

▲ 图 12-12 透明细胞癌，可见透明变基质（HE 染色，100×）

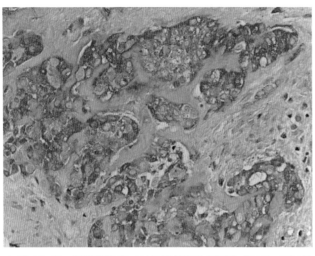

▲ 图 12-13　透明细胞癌，PAS 染色胞质内阳性（PAS，400×）

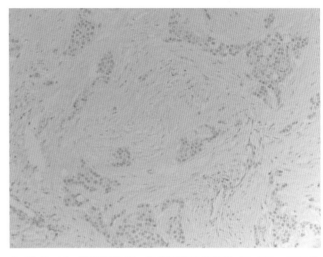

▲ 图 12-16　透明细胞癌，免疫组化染色阴性（S-100，200×）

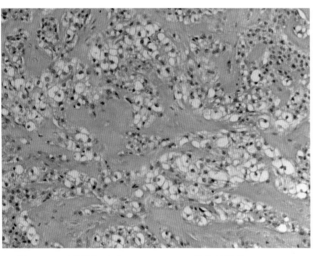

▲ 图 12-14　透明细胞癌，Mucicarmine 染色阴性（Mucicarmine，200×）

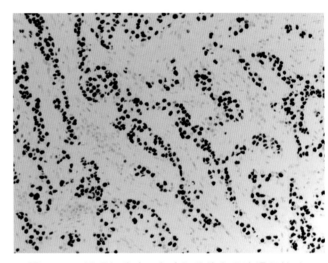

▲ 图 12-17　透明细胞癌，免疫组化染色呈弥漫阳性（p63，200×）

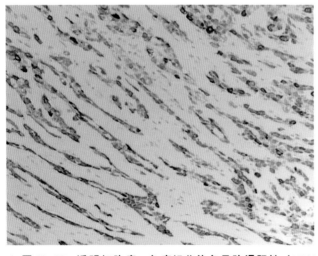

▲ 图 12-15　透明细胞癌，免疫组化染色呈弥漫阳性（AE1/AE3，200×）

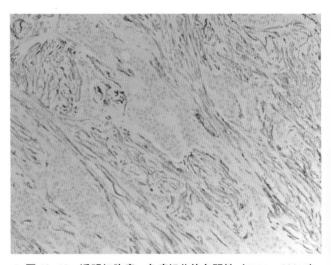

▲ 图 12-18　透明细胞癌，免疫组化染色阴性（SMA，200×）

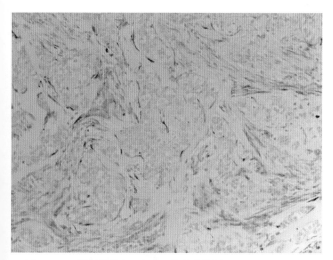

▲ 图 12-19　透明细胞癌，免疫组化染色阴性（Calponin，200×）

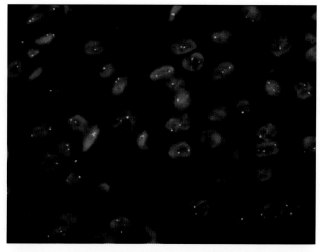

▲ 图 12-20　透明细胞癌，可见 EWSR1 基因重排（荧光原位杂交，600×）

推 荐 阅 读

[1] Antonescu CR, Katabi N, Zhang L, Sung YS, Seethala RR, Jordan RC, et al. EWSR1-ATF1 fusion is a novel and consistent finding in hyalinizing clear-cell carcinoma of salivary gland. Genes Chromosomes Cancer. 2011;50(7):559–70.

[2] Jin R, Craddock KJ, Irish JC, Perez-Ordonez B, Weinreb I. Recurrent hyalinizing clear cell carcinoma of the base of tongue with high-grade transformation and EWSR1 gene rearrangement by FISH. Head Neck Pathol. 2012;6(3):389–94.

[3] Lai G, Nemolato S, Lecca S, Parodo G, Medda C, Faa G. The role of immunohistochemistry in the diagnosis of hyalinizing clear cell carcinoma of the minor salivary gland: a case report. Eur J Histochem. 2008;52:251–4.

[4] Milchgrub S, Gnepp DR, Vuitch F, Delgado R, Albores-Saavedra J. Hyalinizing clear cell carcinoma of salivary gland. Am J Surg Pathol. 1994;18(1):74–82.

[5] Milchgrub S, Vuitch F, Saboorian MH, Hameed A, Wu H, Albores-Saavedra J. Hyalinizing clear-cell carcinoma of salivary glands in fine-needle aspiration. Diagn Cytopathol. 2000;23(5):333–7.

[6] O'Sullivan-Mejia ED, Massey HD, Faquin WC, Powers CN. Hyalinizing clear cell carcinoma: report of eight cases and a review of literature. Head Neck Pathol. 2009;3:179–85.

[7] Shah AA, LeGallo RD, van Zante A, Frierson HF Jr, Mills SE, Berean KW, et al. EWSR1 genetic rearrangements in salivary gland tumors: a specific and very common feature of hyalinizing clear cell carcinoma. Am J Surg Pathol. 2013;37(4):571–8.

[8] Simpson RH, Sarsfield PT, Clarke T, Babajews AV. Clear cell carcinoma of minor salivary glands. Histopathology. 1990;17(5):433–8.

[9] Solar AA, Schmidt BL, Jordan RC. Hyalinizing clear cell carcinoma: case series and comprehensive review of the literature. Cancer. 2009;115(1):75–83.

[10] Tanguay J, Weinreb I. What the EWSR1-ATF1 fusion has taught us about hyalinizing clear cell carcinoma. Head Neck Pathol. 2013;7:28–34.

[11] Wang B, Brandwein M, Gordon R, Robinson R, Urken M, Zarbo RJ. Primary salivary clear cell tumors—a diagnostic approach: a clinicopathologic and immunohistochemical study of 20 patients with clear cell carcinoma, clear cell myoepithelial carcinoma, and epithelial-myoepithelial carcinoma. Arch Pathol Lab Med. 2002;126(6):676–85.

[12] Weinreb I. Hyalinizing clear cell carcinoma of salivary gland: a review and update. Head Neck Pathol. 2013;7(Suppl 1):S20–9.

第 13 章
上皮 – 肌上皮癌
Epithelial–Myoepithelial Carcinoma

　　上皮 – 肌皮癌可影响儿童和成人，平均发病年龄约为 60 岁。女性患者较男性患者略多。大多数病例累及腮腺，表现为单发或多发肿块。大多数上皮 – 肌皮癌病例为低至中级别的恶性肿瘤；但是，部分具有高级别转化（坏死、核分裂象增多和细胞异型）的病例易发生复发、淋巴结受累和远距离转移。上皮 – 肌皮癌可边界清楚或呈浸润性生长，由多种细胞（导管细胞和肌上皮细胞）组成，并呈现多种结构模式（管状型、囊状型和实体型）（图 13-1 至图 13-36）。

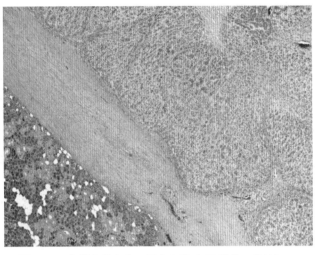

▲ 图 13-1　包膜内的上皮 - 肌上皮癌（HE 染色，40×）

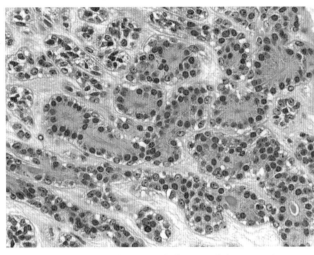

▲ 图 13-4　双相型上皮 - 肌上皮癌（HE 染色，400×）

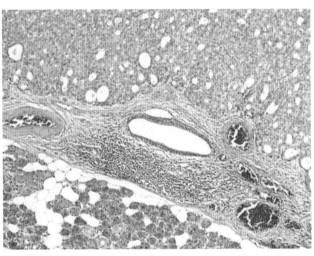

▲ 图 13-2　边界清楚的上皮 - 肌上皮癌（HE 染色，100×）

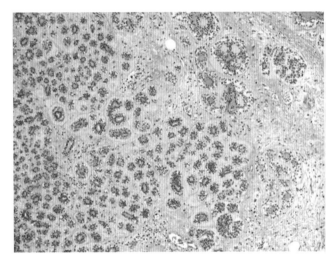

▲ 图 13-5　管状上皮 - 肌上皮癌（HE 染色，100×）

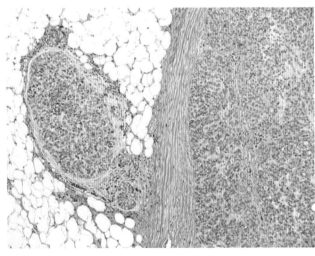

▲ 图 13-3　浸润性上皮 - 肌上皮癌（HE 染色，100×）

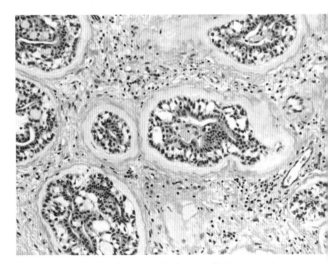

▲ 图 13-6　管状上皮 - 肌上皮癌（HE 染色，200×）

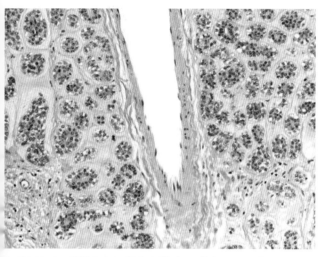

▲ 图 13-7 管状上皮 - 肌上皮癌（HE 染色，200×）

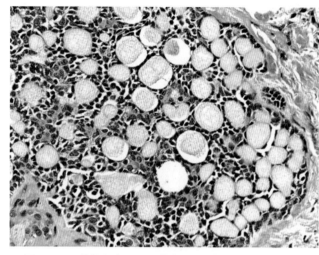

▲ 图 13-10 筛状上皮 - 肌上皮癌（HE 染色，400×）

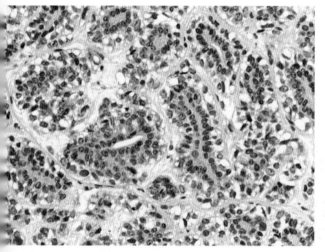

▲ 图 13-8 管状上皮 - 肌上皮癌（HE 染色，400×）

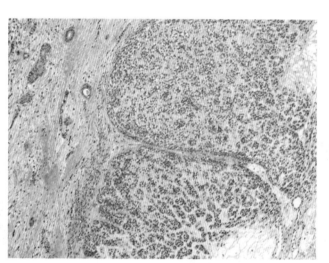

▲ 图 13-11 实体型上皮 - 肌上皮癌（HE 染色，100×）

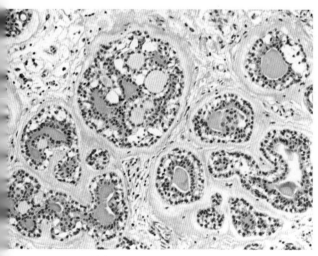

▲ 图 13-9 管状和筛状上皮 - 肌上皮癌（HE 染色，200×）

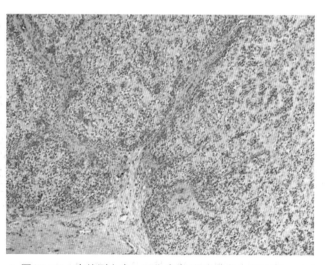

▲ 图 13-12 实体型上皮 - 肌上皮癌（HE 染色，100×）

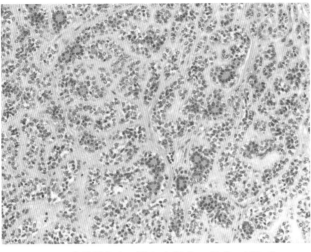

▲ 图 13-13　实体型上皮 – 肌上皮癌（HE 染色，200×）

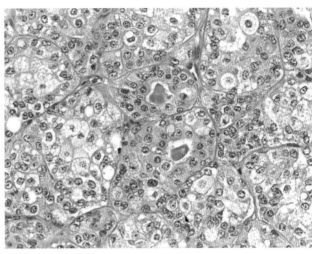

▲ 图 13-16　皮脂腺样上皮 – 肌上皮癌（HE 染色，400×）

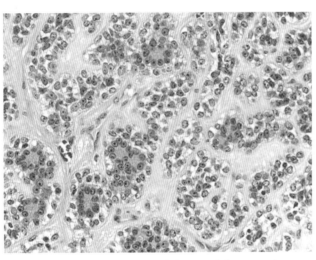

▲ 图 13-14　实体型上皮 – 肌上皮癌（HE 染色，400×）

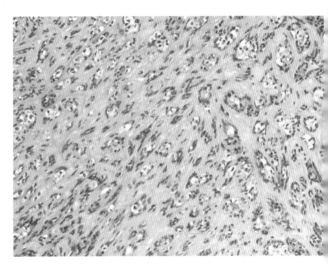

▲ 图 13-17　梭形性上皮 – 肌上皮癌（HE 染色，200×）

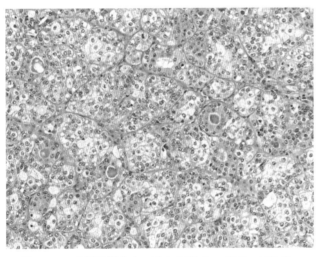

▲ 图 13-15　皮脂腺样上皮 – 肌上皮癌（HE 染色，200×）

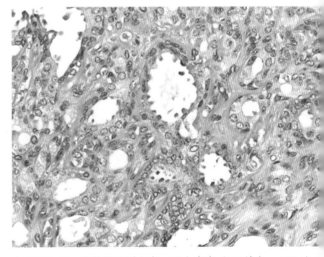

▲ 图 13-18　顶浆分泌型上皮 – 肌上皮癌（HE 染色，400×）

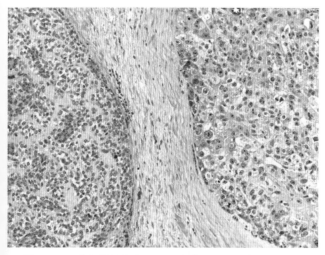

▲ 图 13-19　高级别的上皮 - 肌上皮癌，可见细胞异型（HE 染色，200×）

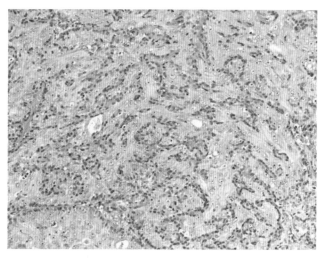

▲ 图 13-22　高级别上皮 - 肌上皮癌，可见细胞异型（HE 染色，200×）

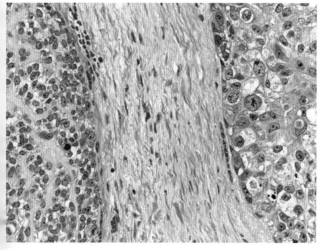

▲ 图 13-20　高级别上皮 - 肌上皮癌，可见细胞异型（HE 染色，400×）

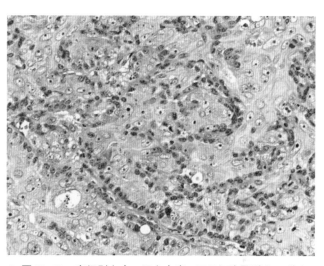

▲ 图 13-23　高级别上皮 - 肌上皮癌，可见细胞异型（HE 染色，400×）

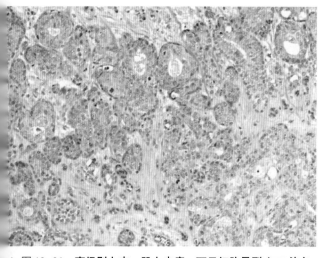

▲ 图 13-21　高级别上皮 - 肌上皮癌，可见细胞异型（HE 染色，200×）

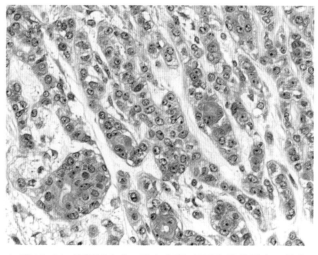

▲ 图 13-24　高级别上皮 - 肌上皮癌，可见细胞异型（HE 染色，400×）

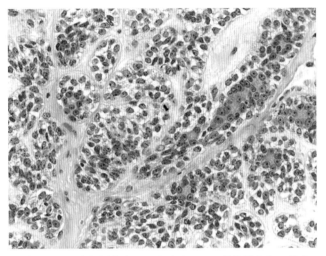

▲ 图 13-25　高级别上皮 – 肌上皮癌，可见核分裂象（HE 染色，400×）

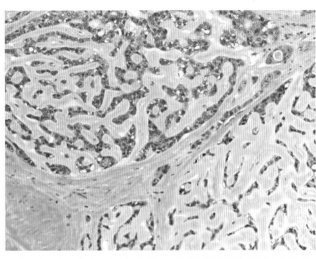

▲ 图 13-28　上皮 – 肌上皮癌，可见基底膜样物质（HE 染色，200×）

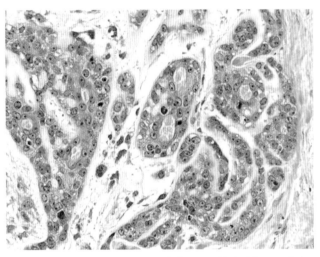

▲ 图 13-26　高级别上皮 – 肌上皮癌，可见核分裂象（HE 染色，400×）

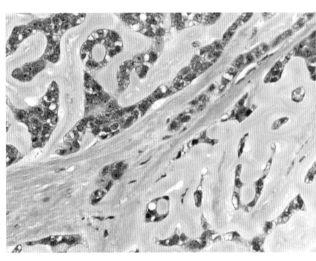

▲ 图 13-29　上皮 – 肌上皮癌，可见基底膜样物质（HE 染色，400×）

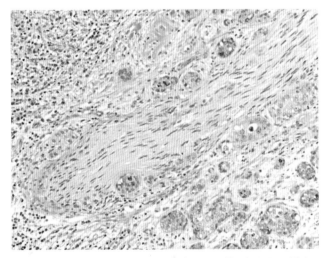

▲ 图 13-27　高级别上皮 – 肌上皮癌，可见神经侵犯（HE 染色，200×）

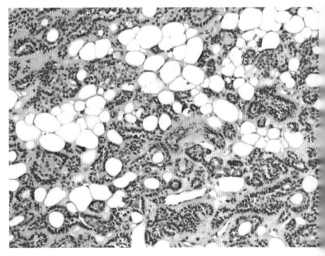

▲ 图 13-30　上皮 – 肌上皮癌，可见脂肪细胞化生（HE 染色，200×）

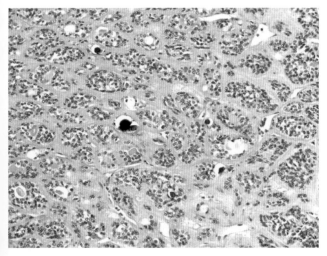

▲ 图 13-31　上皮－肌上皮癌，可见微小钙化（HE 染色，200×）

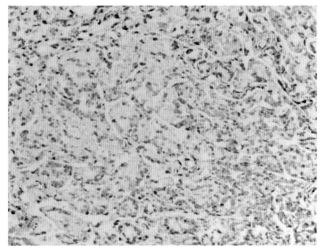

▲ 图 13-34　上皮－肌上皮癌，肌上皮免疫组化染色阳性（S-100，200×）

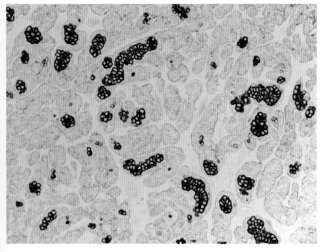

▲ 图 13-32　上皮－肌上皮癌，导管免疫组化染色阳性（AE1/AE3，200×）

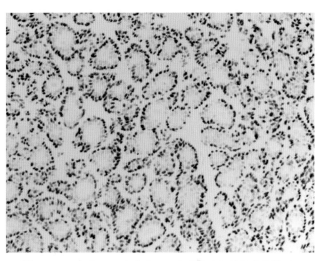

▲ 图 13-35　上皮－肌上皮癌，肌上皮免疫组化染色阳性（p63，200×）

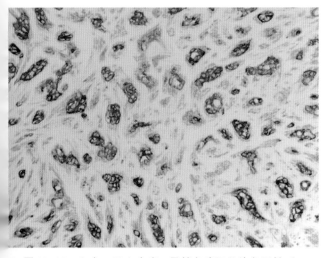

▲ 图 13-33　上皮－肌上皮癌，导管免疫组化染色阳性（AE1/AE3，200×）

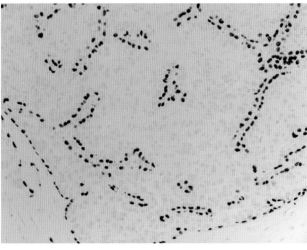

▲ 图 13-36　上皮－肌上皮癌，肌上皮免疫组化染色阳性（p63，200×）

[1] Alos L, Carrillo R, Ramos J, Baez JM, Mallofre C, Fernandez PL, et al. High-grade carcinoma component in epithelial-myoepithelial carcinoma of salivary glands clinicopathological, immunohistochemical and flow-cytometric study of three cases. Virchows Arch. 1999;434(4):291–9.

[2] Fonseca I, Soares J. Epithelial-myoepithelial carcinoma of the salivary glands: a study of 22 cases. Virchows Arch A Pathol Anat Histopathol. 1993;422:389–96.

[3] Roy P, Bullock MJ, Perez-Ordonez B, Dardick I, Weinreb I. Epithelial-myoepithelial carcinoma with high-grade transformation. Am J Surg Pathol. 2010;34(9):1258–65.

[4] Seethala RR. Oncocytic and apocrine epithelial-myoepithelial carcinoma: novel variants of a challenging tumor. Head Neck Pathol. 2013;7(Suppl 1):S77–84.

[5] Seethala RR, Barnes EL, Hunt JL. Epithelial-myoepithelial carcinoma: a review of the clinicopathologic spectrum and immunophenotypic characteristics in 61 tumors of the salivary glands and upper aerodigestive tract. Am J Surg Pathol. 2007;31(1):44–57.

[6] Seethala RR, Richmond JA, Hoschar AP, Barnes EL. New variants of epithelial-myoepithelial carcinoma: oncocytic-sebaceous and apocrine. Arch Pathol Lab Med. 2009;133:950.

[7] Shinozaki A, Nagao T, Endo H, Kato N, Hirokawa M, Mizobuchi K, et al. Sebaceous epithelial-myoepithelial carcinoma of the salivary gland: clinicopathologic and immunohistochemical analysis of 6 cases of a new histologic variant. Am J Surg Pathol. 2008;32(6):913–23.

[8] Vazquez A, Patel TD, D'Aguillo CM, Abdou RY, Farver W, Baredes S, et al. Epithelial-myoepithelial carcinoma of the salivary glands: an analysis of 246 cases. Otolaryngol Head Neck Surg. 2015;153:569–74.

[9] Wang B, Brandwein M, Gordon R, Robinson R, Urken M, Zarbo RJ. Primary salivary clear cell tumors--a diagnostic approach: a clinicopathologic and immunohistochemical study of 20 patients with clear cell carcinoma, clear cell myoepithelial carcinoma, and epithelial-myoepithelial carcinoma.[see comment]. Arch Pathol Lab Med. 2002;126(6):676–85.

第 14 章
导管内癌
Intraductal Carcinoma

　　导管内癌可发生于儿童和成人。大多数病例累及大涎腺，表现为单发或多发肿块。大多数导管内癌病例为低至中级别恶性肿瘤。导管内癌可边界清楚或呈浸润性生长，由多种细胞（导管细胞和肌上皮细胞）组成，并呈现多种结构模式（筛状型和乳头状型）（图 14-1 至图 14-30）。

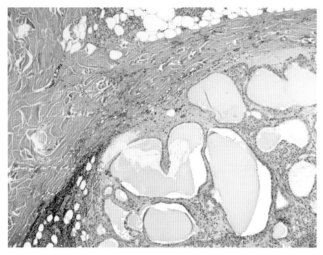

▲ 图 14-1　边界清楚的导管内癌（HE 染色，100×）

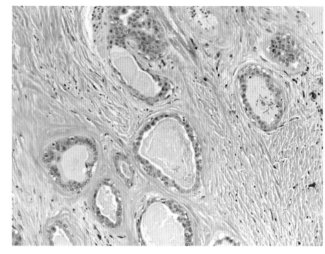

▲ 图 14-4　筛状导管内癌（HE 染色，200×）

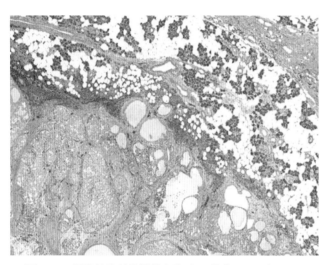

▲ 图 14-2　浸润性生长的导管内癌（HE 染色，40×）

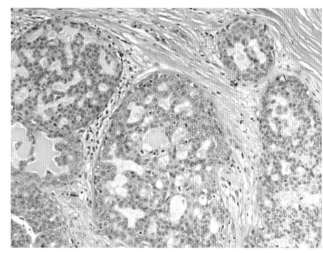

▲ 图 14-5　筛状导管内癌（HE 染色，200×）

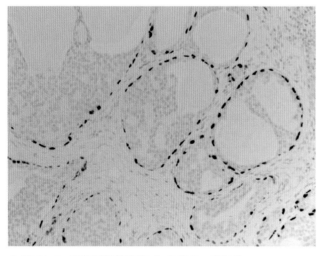

▲ 图 14-3　双相型导管内癌（p63 染色，200×）

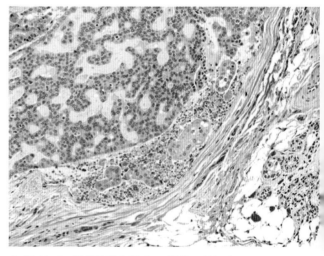

▲ 图 14-6　筛状导管内癌（HE 染色，200×）

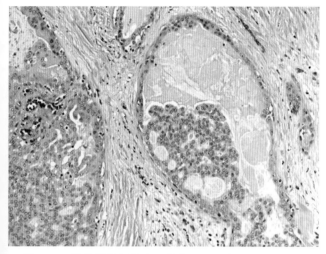

▲ 图 14-7 筛状导管内癌（HE 染色，200×）

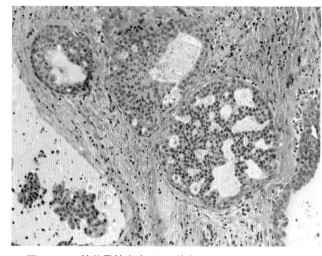

▲ 图 14-10 筛状导管内癌（HE 染色，200×）

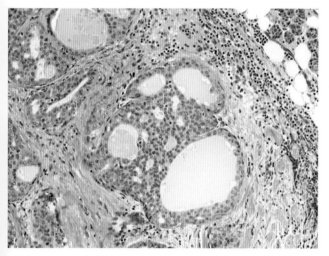

▲ 图 14-8 筛状导管内癌（HE 染色，200×）

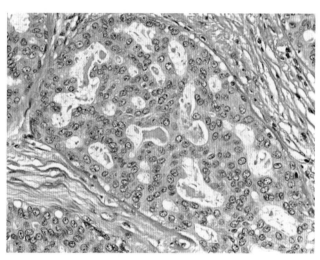

▲ 图 14-11 筛状导管内癌（HE 染色，400×）

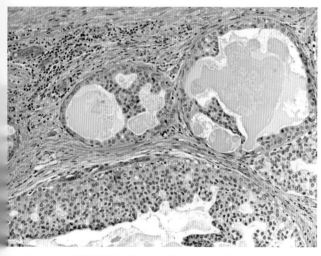

▲ 图 14-9 筛状导管内癌（HE 染色，200×）

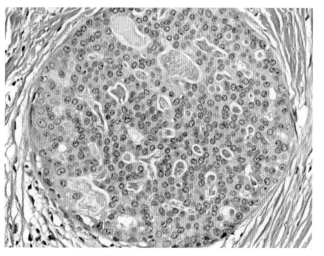

▲ 图 14-12 筛状导管内癌（HE 染色，400×）

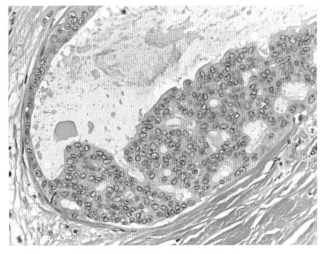

▲ 图 14-13　筛状导管内癌（HE 染色，400×）

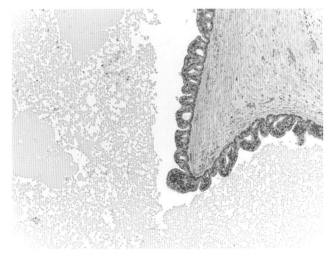

▲ 图 14-16　乳头状导管内癌（HE 染色，100×）

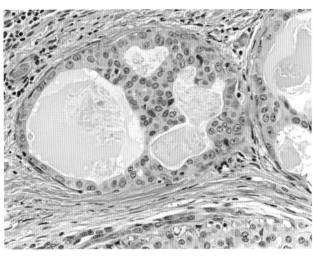

▲ 图 14-14　筛状导管内癌（HE 染色，400×）

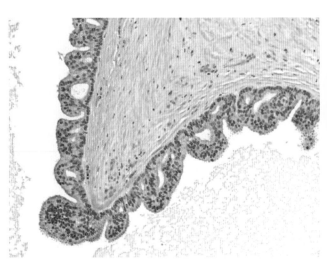

▲ 图 14-17　乳头状导管内癌（HE 染色，200×）

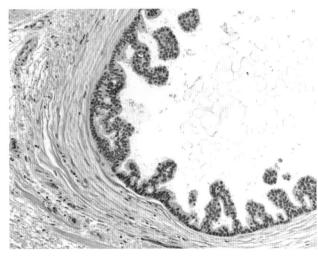

▲ 图 14-15　乳头状导管内癌（HE 染色，200×）

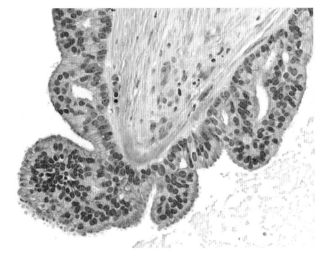

▲ 图 14-18　乳头状导管内癌（HE 染色，400×）

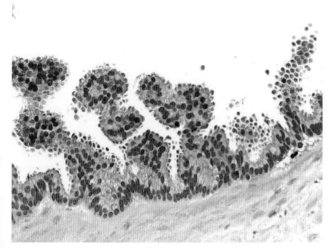

▲ 图 14-19　乳头状导管内癌（HE 染色，400×）

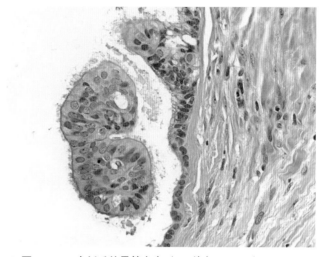

▲ 图 14-22　有纤毛的导管内癌（HE 染色，400×）

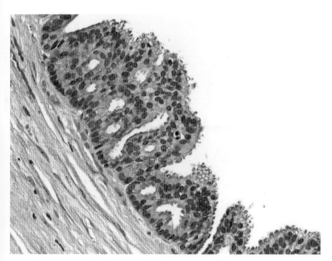

▲ 图 14-20　乳头状导管内癌（HE 染色，400×）

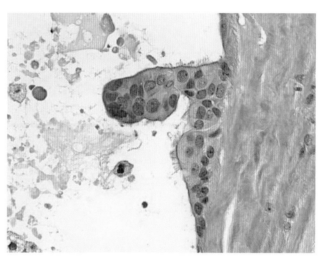

▲ 图 14-23　有纤毛的导管内癌（HE 染色，600×）

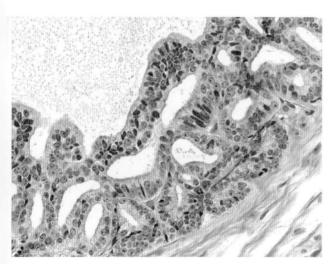

▲ 图 14-21　乳头状导管内癌（HE 染色，400×）

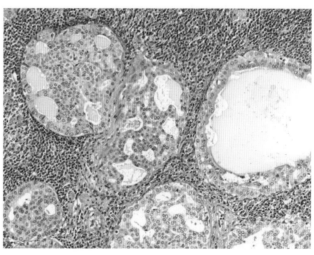

▲ 图 14-24　导管内癌，可见肿瘤相关性淋巴组织增生（HE 染色，200×）

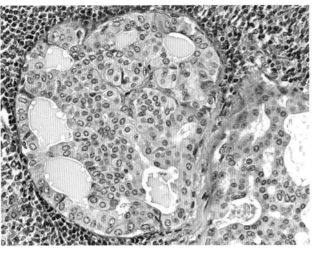

▲ 图 14-25　导管内癌，可见肿瘤相关性淋巴组织增生（HE 染色，400×）

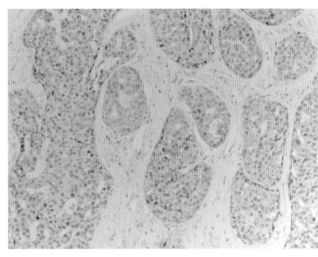

▲ 图 14-28　导管内癌，免疫组化染色呈弥漫阳性（S-100，200×）

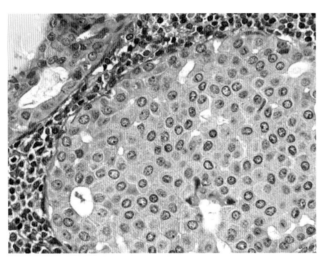

▲ 图 14-26　导管内癌，可见肿瘤相关性淋巴组织增生（HE 染色，600×）

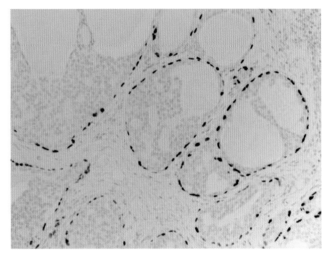

▲ 图 14-29　导管内癌，基底细胞免疫组化染色阳性（p63，200×）

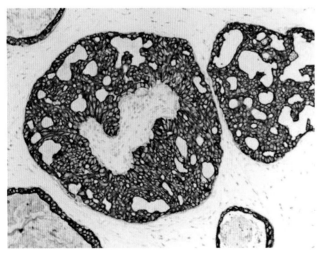

▲ 图 14-27　导管内癌，免疫组化染色呈弥漫阳性（AE1/AE3，200×）

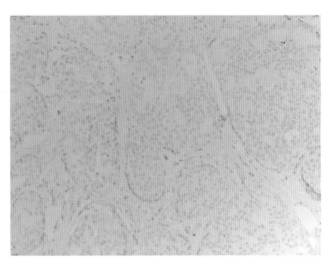

▲ 图 14-30　导管内癌，雄激素受体免疫组化染色阴性（AR，200×）

[1] Brandwein-Gensler M, Hille J, Wang BY, Urken M, Gordon R, Wang LJ, et al. Low-grade salivary duct carcinoma: description of 16 cases. Am J Surg Pathol. 2004;28:1040–4.

[2] Croitoru CM, Mooney JE, Luna MA. Sebaceous lymphadenocarcinoma of salivary glands. Ann Diagn Pathol. 2003;7(4):236–9.

[3] Delgado R, Klimstra D, Albores-Saavedra J. Low-grade salivary duct carcinoma: a distinctive variant with a low-grade histology and a predominant intraductal growth pattern. Cancer. 1996;78:958–67.

[4] Gallego L, Junquera L, Fresno MF. Non-sebaceous lymphadenoma of the parotid gland: immunohistochemical study and DNA ploidy analysis. Oral Surg Oral Med Oral Pathol Oral Radiol Endod. 2009;107(4):555–8.

[5] Ide F, Mishima K, Saito I. Circumscribed salivary duct carcinoma of the palate: a non-threatening variant. Histopathology. 2004;45:89–91.

[6] Kuo YJ, Weinreb I, Perez-Ordonez B. Low-grade salivary duct carcinoma or low-grade intraductal carcinoma? Review of the literature. Head Neck Pathol. 2013;7(Suppl 1):S59–67.

[7] Kusafuka K, Itoh H, Sugiyama C, Nakajima T. Low-grade salivary duct carcinoma of the parotid gland: report of a case with immunohistochemical analysis. Med Mol Morphol. 2010;43:178–84.

[8] Laco J, Podhola M, Dolezalova H. Low-grade cribriform cystadenocarcinoma of the parotid gland: a neoplasm with favorable prognosis, distinct from salivary duct carcinoma. Int J Surg Pathol. 2010;18:369–73.

[9] Nakatsuka S, Harada H, Fujiyama H, Takeda K, Kitamura K, Kimura H, et al. An invasive adenocarijoma of the accessory parotid gland: a rare example developing from a low-grade cribriform cystadenocarcinoma? Diagn Pathol. 2011;6:122.

[10] Simpson RH. Salivary duct carcinoma: new developments-morphological variants including pure in situ high-grade lesions; proposed molecular classification. Head Neck Pathol. 2013;7(Suppl 1):S48–58.

[11] Tatemoto Y, Ohno A, Osaki T. Low malignant intraductal carcinoma on the hard palate: a variant of salivary duct carcinoma? Eur J Cancer B Oral Oncol. 1996;32B(4):275–7.

[12] Weinreb I, Tabanda-Lichauco R, Van der Kwast T, Perez-Ordonez B. Low-grade intraductal carcinoma of salivary gland: report of 3 cases with marked apocrine differentiation. Am J Surg Pathol. 2006;30:1014–21.

第 15 章
淋巴腺瘤
Lymphadenoma

淋巴腺瘤可发生于儿童和成人，发病平均年龄约 65 岁。女性和男性发病率相似。大多数病例累及腮腺，表现为单一肿块。淋巴腺瘤边界清楚，由多种细胞（导管细胞和基底细胞）组成，并可在反应性淋巴组织的背景下呈现多种结构模式（巢状型和囊状型）。皮脂腺细胞可存在（皮脂腺型），也可不存在（非皮脂腺型）（图 15-1 至图 15-16）。

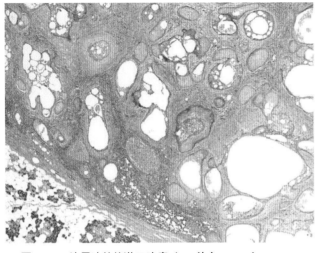

▲ 图 15-1　边界清楚的淋巴腺瘤（HE 染色，40×）

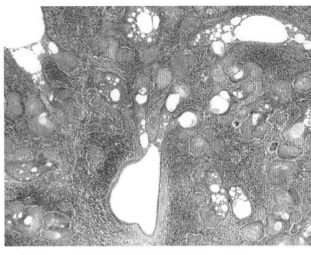

▲ 图 15-4　皮脂腺型淋巴腺瘤（HE 染色，40×）

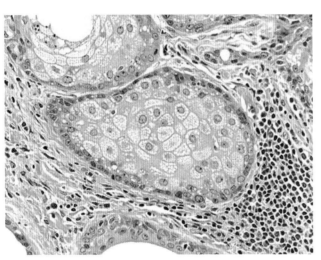

▲ 图 15-2　双相型淋巴腺瘤（HE 染色，400×）

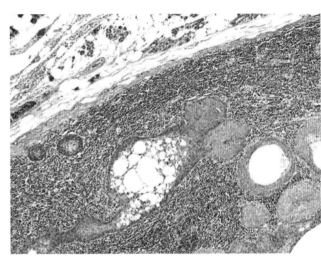

▲ 图 15-5　皮脂腺型淋巴腺瘤（HE 染色，100×）

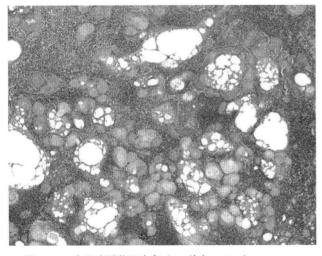

▲ 图 15-3　皮脂腺型淋巴腺瘤（HE 染色，40×）

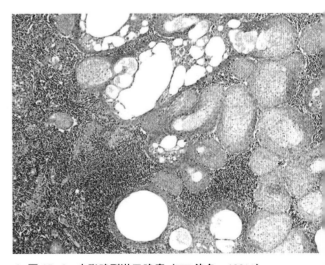

▲ 图 15-6　皮脂腺型淋巴腺瘤（HE 染色，100×）

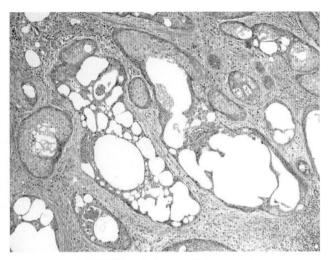

▲ 图 15-7　皮脂腺型淋巴腺瘤（HE 染色，100×）

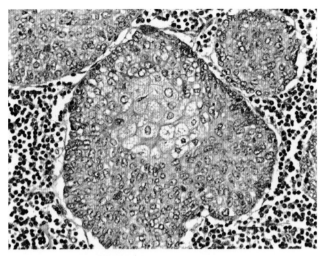

▲ 图 15-10　皮脂腺型淋巴腺瘤（HE 染色，400×）

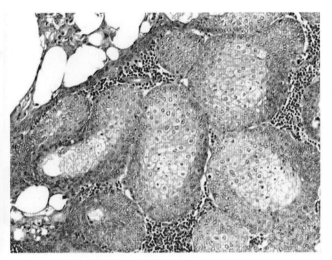

▲ 图 15-8　皮脂腺型淋巴腺瘤（HE 染色，200×）

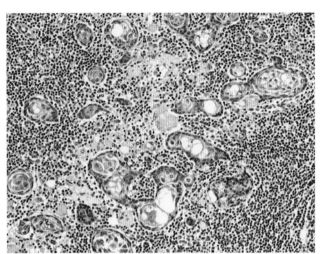

▲ 图 15-11　皮脂腺型淋巴腺瘤，可见组织细胞反应（HE 染色，200×）

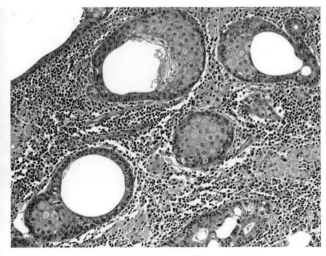

▲ 图 15-9　皮脂腺型淋巴腺瘤（HE 染色，200×）

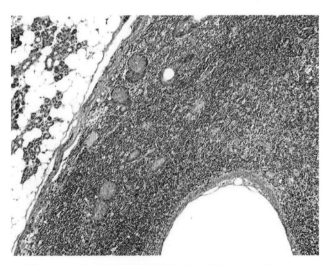

▲ 图 15-12　非皮脂腺型淋巴腺瘤（HE 染色，100×）

第 15 章　淋巴腺瘤　Lymphadenoma

107

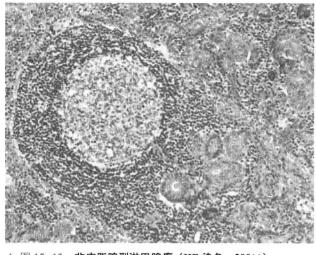

▲ 图 15-13　非皮脂腺型淋巴腺瘤（HE 染色，200×）

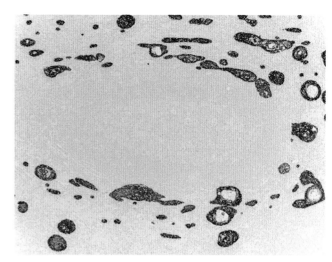

▲ 图 15-15　淋巴腺瘤，免疫组化染色呈弥漫阳性（AE1/AE3，100×）

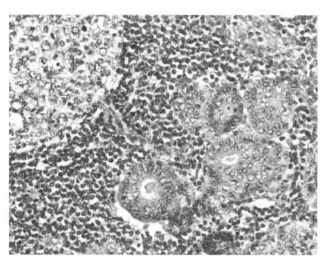

▲ 图 15-14　非皮脂腺型淋巴腺瘤（HE 染色，400×）

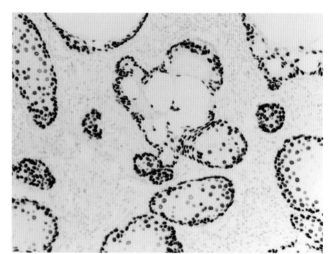

▲ 图 15-16　淋巴腺瘤，基底细胞免疫组化染色阳性（p63，200×）

推 荐 阅 读

[1] Abdool RA, Solomon LW, Papageorge MB. A clinic-pathologic correlation: sebaceous lymphadenoma. J Mass Dent Soc. 2008;57:36–7.

[2] Castelino-Prabhu S, Li QK, Ali SZ. Non-sebaceous lymphadenoma of the parotid gland: cytopathologic findings and differential diagnosis. Diagn Cytopathol. 2010;38:137–40.

[3] Croitoru CM, Mooney JE, Luna MA. Sebaceous lymphadenocarcinoma of salivary glands. Ann Diagn Pathol. 2003;7(4):236–9.

[4] Dardick I, Thomas MJ. Lymphadenoma of parotid gland: two additional cases and a literature review. Oral Surg Oral Med Oral Pathol Oral Radiol Endod. 2008;105:491–4.

[5] Gallego L, Junquera L, Fresno MF. Non-sebaceous lymphadenoma of the parotid gland: immunohistochemical study

and DNA ploidy analysis. Oral Surg Oral Med Oral Pathol Oral Radiol Endod. 2009;107(4):555–8.

[6] Liu G, He J, Zhang C, Fu S, He Y. Lymphadenoma of the salivary gland: report of 10 cases. Oncol Lett. 2014;7:1097–101.

[7] Ma J, Chan JK, Chow CW, Orell SR. Lymphadnoma: a report of three cases of an uncommon salivary gland neoplasm. Histopathology. 2002;41:342–50.

[8] Mori D, Akashi M, Shibaki M, Koike E, Miyazaki J. Nonsebaceous lympadenoma in the parotid gland: true neoplastic or reactive? A report of two cases. Int J Surg Pathol. 2013;21:509–13.

[9] Seethala RR, Thompson LD, Gnepp DR, Barnes EL, Skalova A, Montone K, et al. Lymphadenoma of the salivary gland: clinicopathological and immunohistochemical analysis of 33 tumors. Mod Pathol. 2012;25(1):26–35.

[10] Weiler C, Agaimy A, Zengel P, Zenk J, Kirchner T, Ihrler S. Non-sebaceous lymphadenoma of salivary glands: proposed development from intraparotid lymph nodes and risk of misdiagnosis. Virchows Arch. 2012;460:467–72.

第 16 章
淋巴上皮癌
Lymphoepithelial Carcinoma

儿童和成人均可发生淋巴上皮癌，平均发病年龄约 55 岁，男女发病率相似，多发生于腮腺，表现可单发或多发肿块。绝大多数淋巴上皮癌表现为中至高级别恶性，呈局限性或浸润性生长，由多种细胞（多角形细胞和纺锤形细胞）组成，可呈现多种结构模式（实体型、小梁状型和单细胞型）（图 16-1 至图 16-17）。

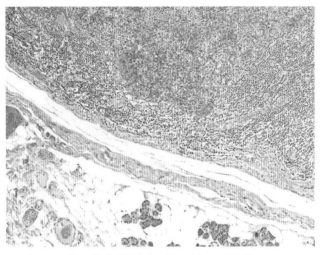

▲ 图 16-1　局限性淋巴上皮癌（HE 染色，100×）

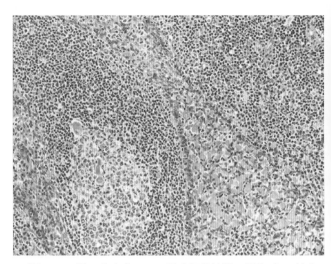

▲ 图 16-4　淋巴上皮癌，可见肿瘤相关性淋巴增生（HE 染色，200×）

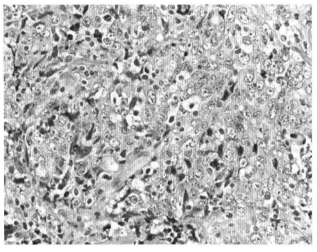

▲ 图 16-2　双相型淋巴上皮癌（HE 染色，400×）

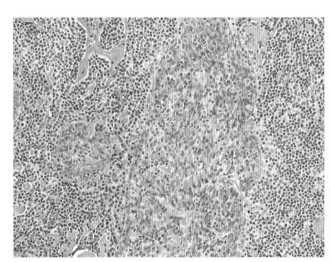

▲ 图 16-5　淋巴上皮癌，可见肿瘤相关性淋巴增生（HE 染色，200×）

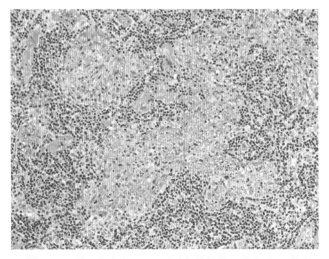

▲ 图 16-3　淋巴上皮癌，可见肿瘤相关性淋巴增生（HE 染色，200×）

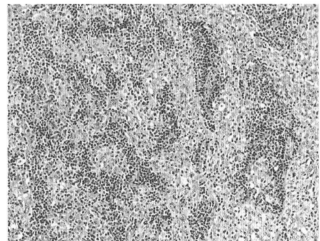

▲ 图 16-6　淋巴上皮癌，可见肿瘤相关性淋巴增生（HE 染色，200×）

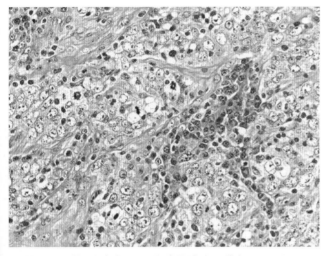

▲ 图 16-7　淋巴上皮癌，可见细胞异型（HE 染色，400×）

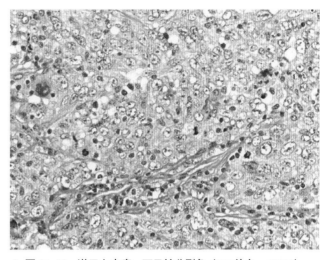

▲ 图 16-10　淋巴上皮癌，可见核分裂象（HE 染色，400×）

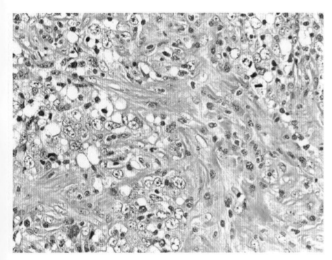

▲ 图 16-8　淋巴上皮癌，可见细胞异型（HE 染色，400×）

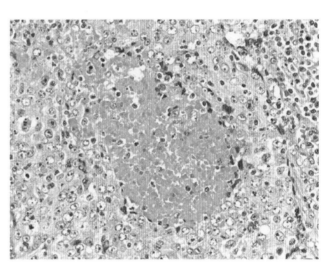

▲ 图 16-11　淋巴上皮癌，可见坏死（HE 染色，400×）

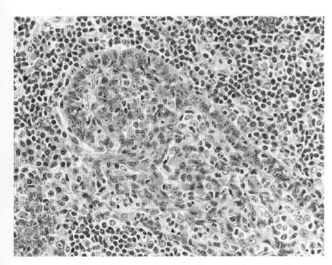

▲ 图 16-9　淋巴上皮癌，可见细胞异型（HE 染色，400×）

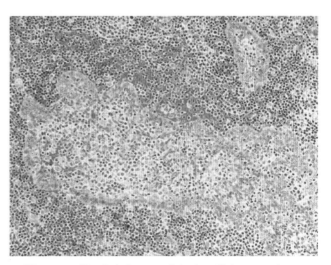

▲ 图 16-12　淋巴上皮癌，可见出血（HE 染色，200×）

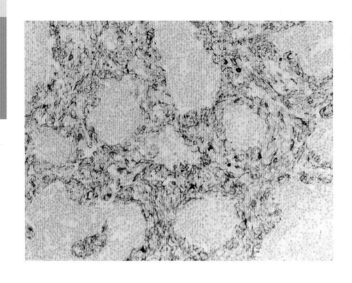

◀ 图 16-13　淋巴上皮癌，免疫组化染色呈弥漫阳性
（**AE1/AE3，200×**）

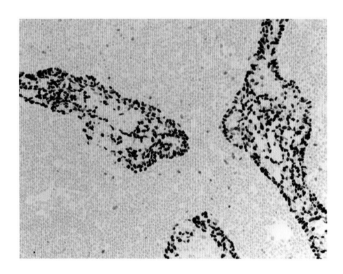

◀ 图 16-14　淋巴上皮癌，免疫组化染色呈弥漫阳性
（**p63，200×**）

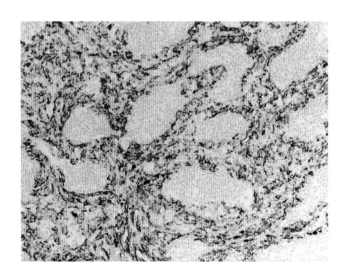

◀ 图 16-15　淋巴上皮癌，免疫组化染色呈弥漫阳性
（**CK5/6，200×**）

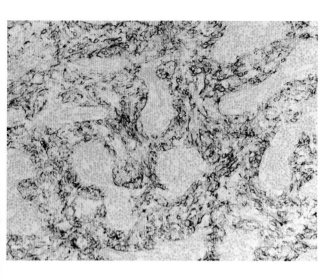

◀ 图 16-16　淋巴上皮癌，免疫组化染色呈弥漫阳性
（34βE12，200×）

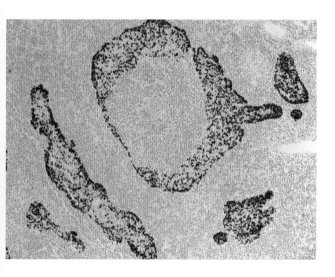

◀ 图 16-17　淋巴上皮癌，原位杂交呈弥漫阳性（EBV
原位杂交，100×）

推 荐 阅 读

[1] Albeck H, Nielsen NH, Hansen HE, Bentzen J, Ockelmann HH, Bretlau P, et al. Epidemiology of nasopharyngeal and salivary gland carcinoma in Greenland. Arctic Med Res. 1992;51:189–95.

[2] Ambrosio MR, Masrogiulio MG, Barone A, Rocca BJ, Gallo C, Lazzi S, et al. Lymphoepithelial-like carcinoma of the parotid gland: a case report and a brief review of the western literature. Diagn Pathol. 2013;8:115.

[3] Bialas M, Sinczak A, Choinska-Stefanska A, Zygulska A. EBV-positive lymphoepithelial carcinoma of salivary gland in a woman of a non-endemic area--a case report. Pol J Pathol. 2002;53(4):235–8.

[4] Friborg J, Hamilton-Therkildsen M, Homoe P, Kristensen C, Hui A, Liu FF, et al. A spectrum of basaloid morphology in a subset of EBV-associated "lymphoepithelial carcinomas" of major salivary glands. Head Neck Pathol. 2012;6:445–50.

[5] Hamilton-Dutoit SJ, Therkildsen M, Neilsen NH, Jensen H, Hansen JP, Pallesen G. Undifferentiated carcinoma of the salivary gland in Greenlandic Eskimos: demonstration of Epstein-Barr virus DNA by in situ nucleic acid hybridization. Hum Pathol. 1991;22:811–5.

[6] Hsiung CY, Huang CC, Wang CJ, Huang EY, Huang HY. Lymphoepithelioma-like carcinoma of salivary glands: treatment results and failure patterns. Br J Radiol. 2006;79:52–5.

[7] Jen KY, Cheng J, Li J, Wu L, Li Y, Yu S, et al. Mutational events in LMP1 gene of Epstein-Barr virus in salivary gland lymphoepithelial carcinomas. Int J Cancer. 2003;105(5):654–60.

[8] Jen KY, Higuchi M, Cheng J, Li J, Wu LY, Li YF, et al. Nucleotide sequences and functions of the Epstein-Barr virus latent membrane protein 1 genes isolated from salivary gland lymphoepithelial carcinomas. Virus Genes. 2005;30(2):223–35.

[9] Kuo T, Hsueh C. Lymphoepithelioma-like salivary gland carcinoma in Taiwan: a clinicopathological study of nine cases demonstrating strong association with Epstein-Barr virus. Histopathology. 1997;31:75–82.

[10] Leung SY, Chung LP, Yuen ST, Ho CM, Wong MP, Chan SY. Lymphoepithelial carcinoma of the salivary gland: in situ detection of Epstein-Barr virus. J Clin Pathol. 1995;48:1022–7.

[11] Li F, Zhu G, Wang Y, Wang Y, Chent T, Ji Q. A clinical analysis of 37 cases with lymphoepithelial carcinoma of the major salivary gland treated by surgical resection and postoperative radiotherapy: a single institution study. Med Oncol. 2014;31:957.

[12] Nagao T, Ishida Y, Sugano I, Tajima Y, Matsuzaki O, Hino T, et al. Epstein-Barr virus-associated undifferentiated carcinoma with lymphoid stroma of the salivary gland in Japanese patients: comparison with benign lymphoepithelial lesion. Cancer. 1996;78:695–703.

[13] Saku T, Cheng J, Jen KY, Tokunaga M, Li J, Zhang W, et al. Epstein-Barr virus infected lymphoepithelial carcinomas of the salivary gland in the Russia-Asia area: a clinicopathologic study of 160 cases. Arkh Patol. 2003;65(2):35–9.

[14] Sheen TS, Tsai CC, Ko JY, Chang YL, Hsu MM. Undifferentiated carcinoma of the major salivary glands. Cancer. 1997;80:357–63.

[15] Tsai CC, Chen CL, Hsu HC. Expression of Epstein-Barr virus in carcinomas of major salivary glands: a strong association with lymphoepithelioma-like carcinoma. Hum Pathol. 1996;27:258–62.

[16] Wang CP, Chang YL, Ko JY, Lou PJ, Yeh CF, Sheen TS. Lymphoepithelial carcinoma versus large cell undifferentiated carcinoma of the major salivary glands. Cancer. 2004;101(9):2020–7.

[17] Wenig BM. Lymphoepithlial-like carcinomas of the head and neck. Semin Diagn Pathol. 2015;32:74–86.

[18] Wu DL, Shemen L, Brady T, Saw D. Malignant lymphoepithelial lesion of the parotid gland: a case report and review of the literature. Ear Nose Throat J. 2001;80(11):803–6.

第 17 章
黏液表皮样癌
Mucoepidermoid Carcinoma

黏液表皮样癌是涎腺最常见的恶性肿瘤，成人和儿童均可发生。女性发病率略高于男性，本病多发生于大涎腺，表现为单发或多发肿块，多数为低至中级别恶性，呈局限性或浸润性生长，由多种细胞（黏液细胞、表皮样细胞、中间型细胞、柱状细胞、嗜酸细胞和透明细胞）组成，可呈现多种结构模式（实体型、囊状型、乳头状型和硬化型）（图 17-1 至图 17-40）。

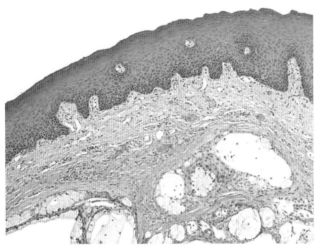

▲ 图 17-1　筛状黏液表皮样癌（HE 染色，100×）

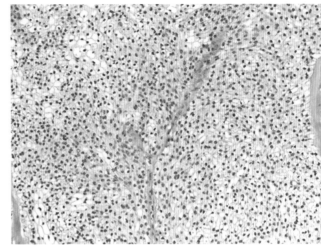

▲ 图 17-4　实体型黏液表皮样癌（HE 染色，200×）

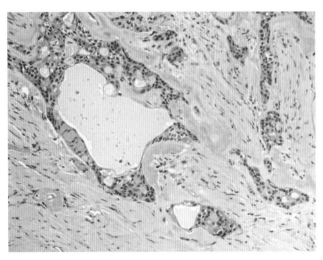

▲ 图 17-2　浸润性生长的黏液表皮样癌（HE 染色，200×）

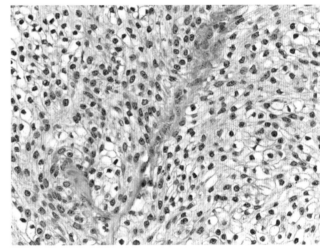

▲ 图 17-5　实体型黏液表皮样癌（HE 染色，400×）

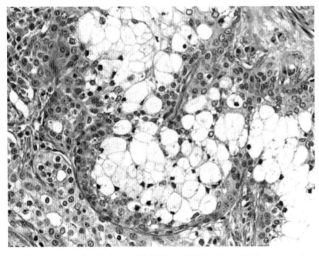

▲ 图 17-3　三相型或更多型黏液表皮样癌（HE 染色，400×）

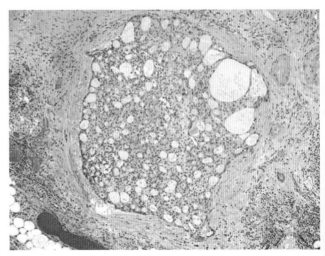

▲ 图 17-6　黏液表皮样癌，可见微囊（HE 染色，100×）

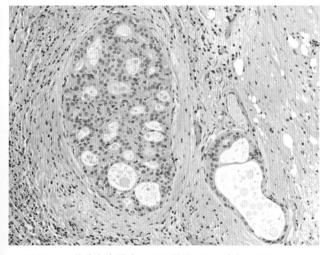

▲ 图 17-7 黏液表皮样癌，可见微囊（HE 染色，200×）

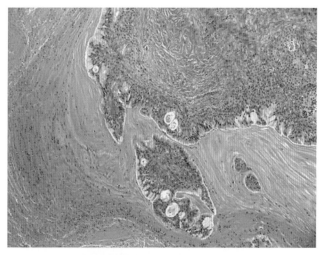

▲ 图 17-10 囊状黏液表皮样癌（HE 染色，100×）

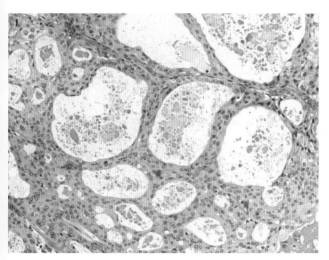

▲ 图 17-8 黏液表皮样癌，可见微囊（HE 染色，200×）

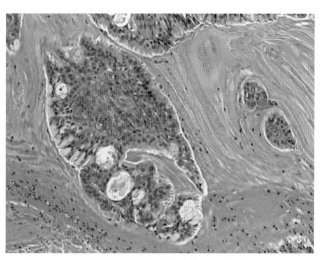

▲ 图 17-11 囊状黏液表皮样癌（HE 染色，200×）

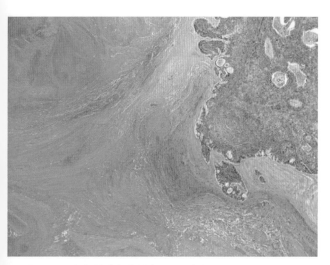

▲ 图 17-9 囊状黏液表皮样癌（HE 染色，40×）

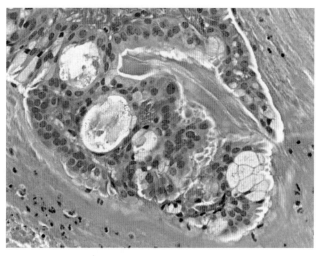

▲ 图 17-12 囊状黏液表皮样癌（HE 染色，400×）

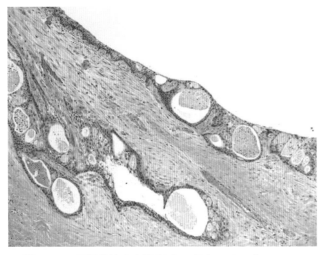

▲ 图 17-13　囊状黏液表皮样癌（HE 染色，100×）

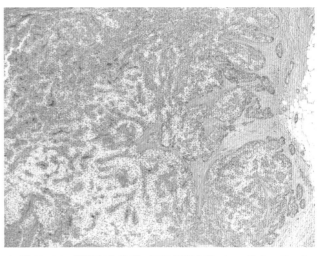

▲ 图 17-16　黏液表皮样癌，可见透明细胞（HE 染色，40×）

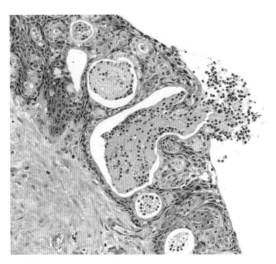

▲ 图 17-14　囊状黏液表皮样癌（HE 染色，100×）

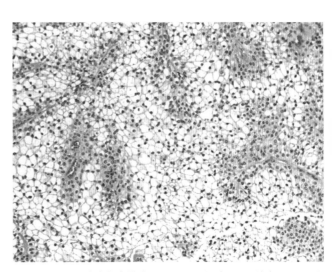

▲ 图 17-17　黏液表皮样癌，可见透明细胞（HE 染色，200×）

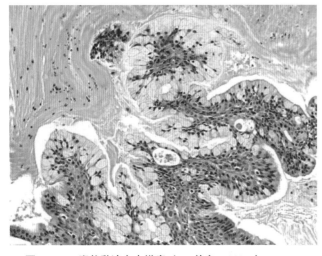

▲ 图 17-15　囊状黏液表皮样癌（HE 染色，200×）

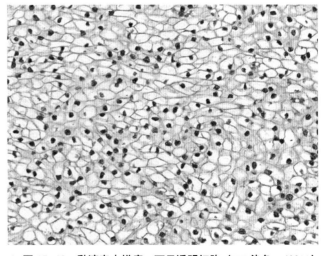

▲ 图 17-18　黏液表皮样癌，可见透明细胞（HE 染色，400×）

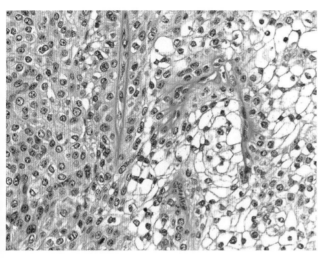

▲ 图 17-19　黏液表皮样癌，可见透明细胞（HE 染色，400×）

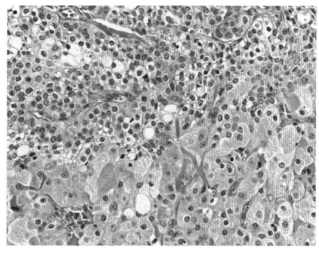

▲ 图 17-22　黏液表皮样癌，可见嗜酸细胞（HE 染色，400×）

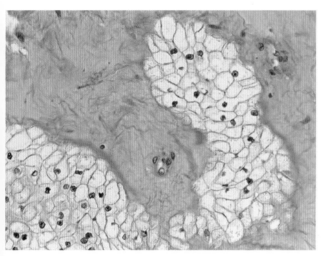

▲ 图 17-20　黏液表皮样癌，可见透明细胞（HE 染色，400×）

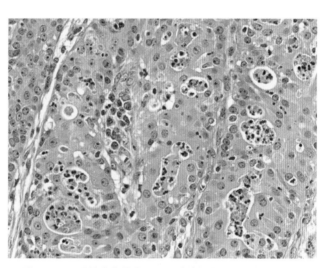

▲ 图 17-23　黏液表皮样癌，可见嗜酸细胞（HE 染色，400×）

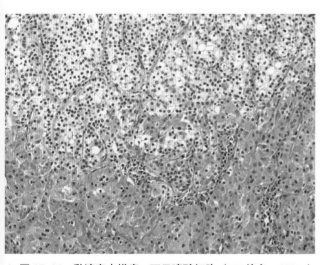

▲ 图 17-21　黏液表皮样癌，可见嗜酸细胞（HE 染色，200×）

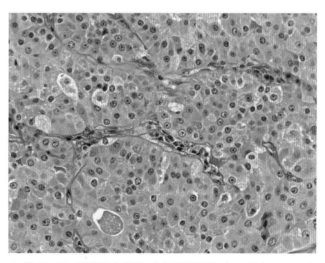

▲ 图 17-24　黏液表皮样癌，可见嗜酸细胞（HE 染色，400×）

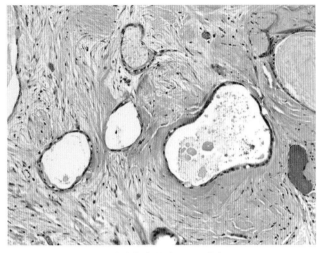

▲ 图 17-25　硬化型黏液表皮样癌（HE 染色，200×）

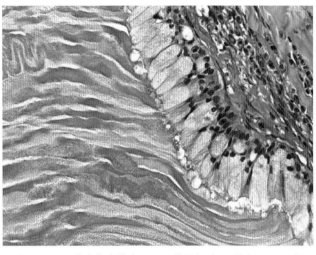

▲ 图 17-28　黏液表皮样癌，可见黏蛋白（HE 染色，400×）

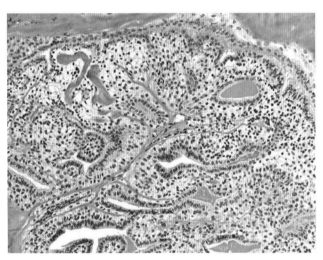

▲ 图 17-26　黏液表皮样癌，可见柱状细胞（HE 染色，200×）

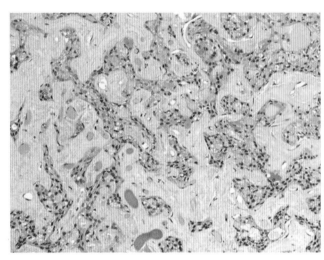

▲ 图 17-29　黏液表皮样癌，可见黏液样区域（HE 染色，200×）

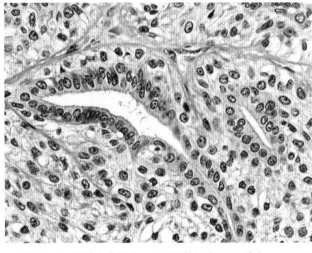

▲ 图 17-27　黏液表皮样癌，可见柱状细胞（HE 染色，400×）

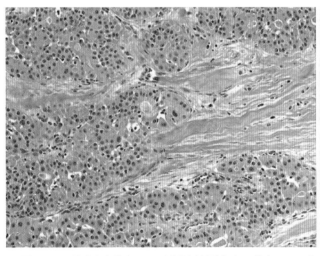

▲ 图 17-30　黏液表皮样癌，可见透明变性区域（HE 染色，200×）

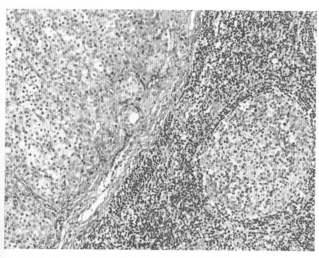

▲ 图 17-31　黏液表皮样癌，可见肿瘤相关性淋巴增生（HE 染色，200×）

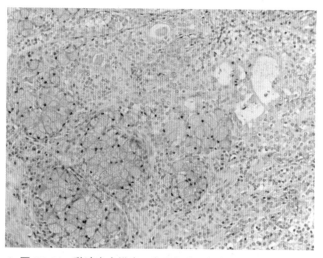

▲ 图 17-34　黏液表皮样癌，胞质内黏蛋白染色阳性（Mucicarmine，200×）

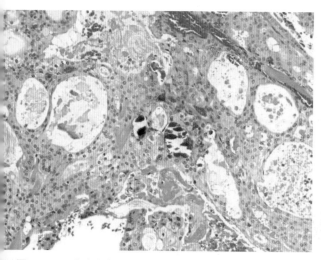

▲ 图 17-32　黏液表皮样癌，可见微钙化（HE 染色，200×）

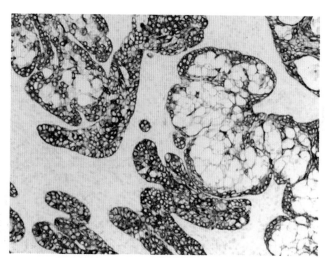

▲ 图 17-35　黏液表皮样癌，免疫组化染色呈弥漫阳性（AE1/AE3，200×）

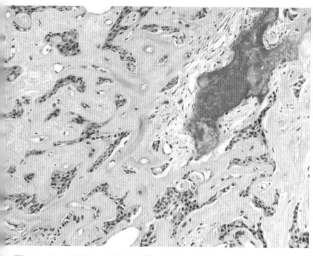

图 17-33　黏液表皮样癌，可见骨化生（HE 染色，200×）

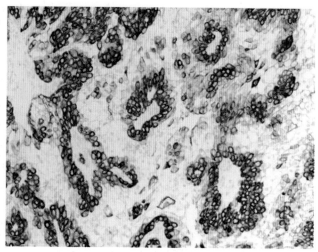

▲ 图 17-36　黏液表皮样癌，免疫组化染色局灶阳性（AE1/AE3，200×）

▲ 图 17-37　黏液表皮样癌，免疫组化染色阴性（S-100，200×）

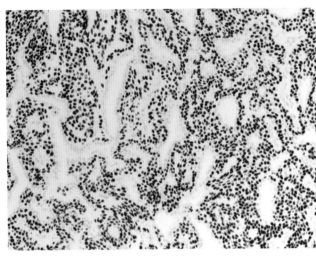

▲ 图 17-39　黏液表皮样癌，免疫组化染色局灶阳性（p63，200×）

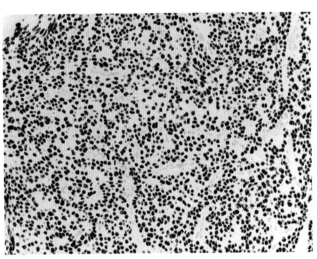

▲ 图 17-38　黏液表皮样癌，免疫组化染色弥漫阳性（p63，200×）

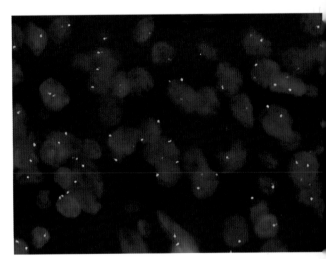

▲ 图 17-40　黏液表皮样癌，可见 MAML2 重排（荧光原位杂交，600×）

推 荐 阅 读

[1] Achcar Rde O, Nikiforova MN, Dacic S, Nicholson AG, Yousem SA. Mammalian mastermind like 2 11q21 gen rearrangement in bronchopulmonary mucoepidermoid carcinoma. Hum Pathol. 2009;40(6):854–60.

[2] Aro K, Leivo I, Makitie AA. Management and outcome of patients with mucoepidermoid carcinoma of major salivar gland origin: a single institution's 30-year experience. Laryngoscope. 2008;118(2):258–62.

[3] Auclair PL, Goode RK, Ellis GL. Mucoepidermoid carcinoma of intraoral salivary glands. Evaluation and applicatio of grading criteria in 143 cases. Cancer. 1992;69:2021–30.

[4] Bai S, Clubwala R, Adler E, Sarta C, Schiff B, Smith RV, et al. Salivary mucoepidermoid carcinoma: a mult institutional review of 76 patients. Head Neck Pathol. 2013;7(2):105–12.

[5] Bhaijee F, Pepper DJ, Pitman KT, Bell D. New developments in the molecular pathogenesis of head and neck tumor

a review of tumor-specific fusion oncogenes in mucoepidermoid carcinoma, adenoid cystic carcinoma, and NUT midline carcinoma. Ann Diagn Pathol. 2011;15(1):69–77.

[6] Brandwein MS, Ivanov K, Wallace DI, Hille JJ, Wang B, Fahmy A, et al. Mucoepidermoid carcinoma: a clinicopathologic study of 80 patients with special reference to histological grading. Am J Surg Pathol. 2001;25(7):835–45.

[7] Byrd SA, Spector ME, Carey TE, Bradford CR, McHugh JB. Predictors of recurrence and survival for head and neck mucoepidermoid carcinoma. Otoloaryngol Head Neck Surg. 2013;149:402–8.

[8] Camelo-Piragua SI, Habib C, Kanumuri P, Lago CE, Mason HS, Otis CN. Mucoepidermoid carcinoma of the breast shares cytogenetic abnormality with mucoepidermoid carcinoma of the salivary gland: a case report with molecular analysis and review of the literature. Hum Pathol. 2009;40(6):887–92.

[9] Fadare O, Hileeto D, Gruddin YL, Mariappan MR. Sclerosing mucoepidermoid carcinoma of the parotid gland. Arch Pathol Lab Med. 2004;128(9):1046–9.

[10] Fehr A, Roser K, Heidorn K, Hallas C, Loning T, Bullerdiek J. A new type of MAML2 fusion in mucoepidermoid carcinoma. Genes Chromosomes Cancer. 2008;47(3):203–6.

[11] Foschini MP, Marucci G, Eusebi V. Low-grade mucoepidermoid carcinoma of salivary glands: characteristic immunohistochemical profile and evidence of striated duct differentiation. Virchows Arch. 2002;440(5):536–42.

[12] Garcia JJ, Hunt JL, Weinreb I, McHugh JB, Barnes EL, Cieply K, et al. Fluorescence in situ hybridization for detection of MAML2 rearrangements in oncocytic mucoepidermoid carcinoma: utility as a diagnostic test. Hum Pathol. 2011;42:2001–9.

[13] Goode RK, Auclair PL, Ellis GL. Mucoepidermoid carcinoma of the major salivary glands: clinical and histopathologic analysis of 234 cases with evaluation of grading criteria. Cancer. 1998;82:1217–24.

[14] Guzzo M, Andreola S, Sirizzotti G, Cantu G. Mucoepidermoid carcinoma of the salivary glands: clinicopathologic review of 108 patients treated at the National Cancer Institute of Milan. Ann Surg Oncol. 2002;9(7):688–95.

[15] Han SW, Kim HP, Jeon YK, Oh DY, Lee SH, Kim DW, et al. Mucoepidermoid carcinoma of lung: potential target of EGFR-directed treatment. Lung Cancer. 2008;61(1):30–4.

[16] Jarvis SJ, Giangrande V, Brennan PA. Mucoepidermoid carcinoma of the tonsil: a very rare presentation. Acta Otorhinolaryngol Ital. 2013;33(4):286–8.

[17] Katabi N, Ghossein R, Ali S, Dogan S, Klimstra D, Ganly I. Prognostic features in mucoepidermoid carcinoma of major salivary glands with emphasis on tumor histologic grading. Histopathology. 2014;65:793–804.

[18] Li Y, Li LJ, Huang J, Han B, Pan J. Central malignant salivary gland tumors of the jaw: retrospective clinical analysis of 22 cases. J Oral Maxillofac Surg. 2008;66:2247–53.

[19] Martins C, Cavaco B, Tonon G, Kaye FJ, Soares J, Fonseca I. A study of MECT1-MAML2 in mucoepidermoid carcinoma and Warthin's tumor of salivary glands. J Mol Diagn. 2004;6(3):205–10.

[20] McHugh CH, Roberts DB, El-Naggar AK, Hanna EY, Garden AS, Kies MS, et al. Prognostic factors in mucoepidermoid carcinoma of the salivary glands. Cancer. 2012;118:3928–36.

[21] Mendelson AA, al-Macki K, Chauvin P, Kost KM. Sclerosing mucoepidermoid carcinoma of the salivary gland: case report and literature review. Ear Nose Throat J. 2010;890:600–3.

[22] Nakayama T, Miyabe S, Okabe M, Sakuma H, Ijichi K, Hasegawa Y, et al. Clinicopathological significance of the CRTC3-MAML2 fusion transcript in mucoepidermoid carcinoma. Mod Pathol. 2009;22(12):1575–81.

[23] Nance MA, Seethala RR, Wang Y, Chiosea SI, Myers EN, Johnson JT, et al. Treatment and survival outcomes based on histologic grading in patients with head and neck mucoepidermoid carcinoma. Cancer. 2008;113(8):2082–9.

[24] O'Neill ID. t(11;19) translocation and CRTC1-MAML2 fusion oncogene in mucoepidermoid carcinoma. Oral Oncol.

2009;45(1):2–9.

[25] Pires FR, de Almeida OP, de Araujo VC, Kowalski LP. Prognostic factors in head and neck muoepidermoid carcinoma. Arch Otolaryngol Head Neck Surg. 2004;130:174–80.

[26] Raut D, Khedkar S. Primary intraosseous mucoepidermoid carcinoma of the maxilla: a case report and review of literature. Dentomaxillofac Radiol. 2009;38(3):163–8.

[27] Ritwik P, Cordell KG, Brannon RB. Minor salivary gland mucoepidermoid carcinoma in children and adolescents: a case series and review of the literature. J Med Case Rep. 2012;6:182.

[28] Roden AC, Erickson-Johnson MR, Yi ES, Garcia JJ. Analysis of MAML2 rearrangement in mucoepidermoid carcinoma of the thymus. Hum Pathol. 2013;44(12):2799–805.

[29] Roden AC, Garcia JJ, Wehrs RN, Colby TV, Khoor A, Leslie KO, et al. Histopathologic, immunophenotypic and cytogenetic features of pulmonary mucoepidermoid carcinoma. Mod Pathol. 2014;27(11):1479–88.

[30] Seethala RR, Dacic S, Cieply K, Kelly LM, Nikiforova MN. A reappraisal of the MECT1/MAML2 translocation in salivary mucoepidermoid carcinomas. Am J Surg Pathol. 2010;34:1106–21.

[31] Tasaki T, Matsuyama A, Tabata T, Suzuki H, Yamada S, Sasaguri Y, et al. Sclerosing mucoepidermoid carcinoma with eosinophilia of the salivary gland: case report and review of the literature. Pathol Int. 2013;63:125–31.

[32] Tonon G, Modi S, Wu L, Kubo A, Coxon AB, Komiya T, et al. t(11;19) (q21;p13) translocation in mucoepidermoid carcinoma creates a novel fusion product that disrupts a notch signaling pathway. Nat Genet. 2003;33(2):208–13.

[33] Tsubochi H, Suzuki T, Suzuki S, Ohashi Y, Ishibashi S, Moriya T, et al. Immunohistochemical study of basaloid squamous cell carcinoma, adenoid cystic and mucoepidermoid carcinoma in the upper aerodigestive tract. Anticancer Res. 2000;20(2B):1205–11.

[34] Veras EF, Sturgis E, Luna MA. Sclerosing mucoepidermoid carcinoma of the salivary glands. Ann Diagn Pathol. 2007;11(6):407–12.

第 18 章
肌上皮瘤
Myoepithelioma

肌上皮瘤是与肌上皮癌相对应的一种良性肿瘤。儿童和成人均可发生，平均发病年龄为 5 岁，男女发病率相似，多数累及大涎腺，表现为单发或多发肿块，有包膜或呈多结节状，由单一的肌上皮细胞组成，可呈现多种结构模式（实体型、小梁状型或囊状型）（图 18-1 至 图 18-23 ）。

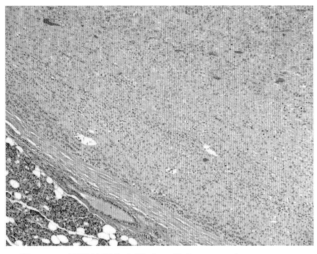

▲ 图 18-1　局限性肌上皮瘤（HE 染色，100×）

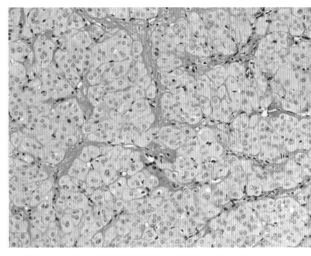

▲ 图 18-4　上皮样肌上皮瘤（HE 染色，200×）

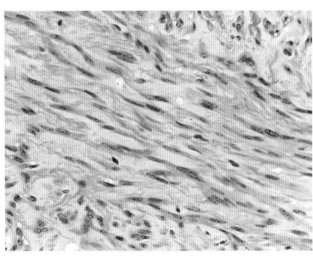

▲ 图 18-2　单相型肌上皮瘤（HE 染色，400×）

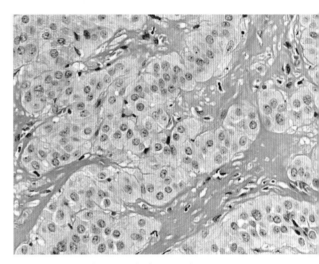

▲ 图 18-5　上皮样肌上皮瘤（HE 染色，400×）

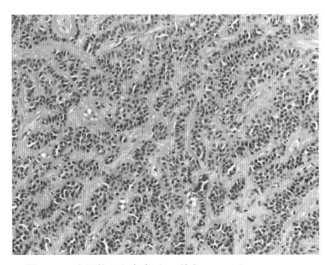

▲ 图 18-3　小梁状肌上皮瘤（HE 染色，200×）

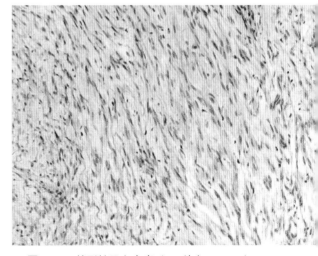

▲ 图 18-6　梭形性肌上皮瘤（HE 染色，200×）

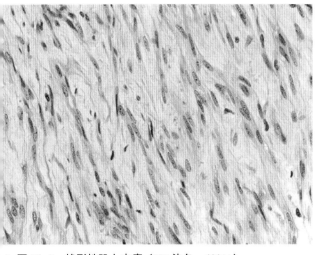

▲ 图 18-7　梭形性肌上皮瘤（HE 染色，400×）

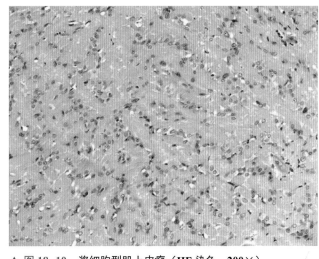

▲ 图 18-10　浆细胞型肌上皮瘤（HE 染色，200×）

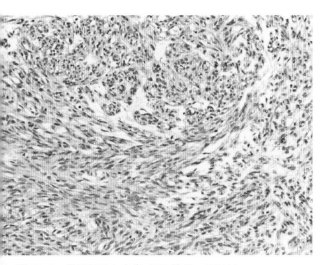

▲ 图 18-8　梭形性肌上皮瘤（HE 染色，200×）

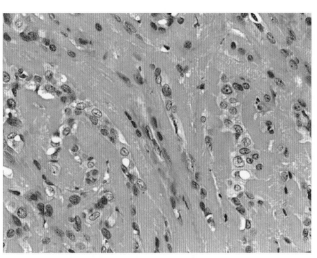

▲ 图 18-11　浆细胞型肌上皮瘤（HE 染色，400×）

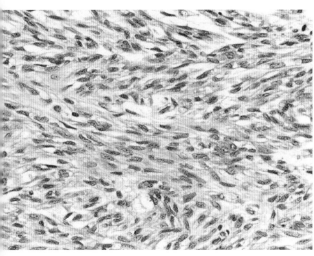

▲ 图 18-9　梭形性肌上皮瘤（HE 染色，400×）

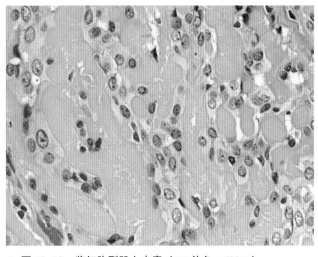

▲ 图 18-12　浆细胞型肌上皮瘤（HE 染色，600×）

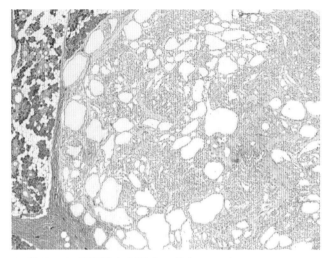

▲ 图 18-13　囊状肌上皮瘤（HE 染色，40×）

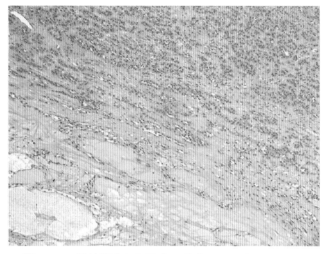

▲ 图 18-16　黏液样肌上皮瘤（HE 染色，100×）

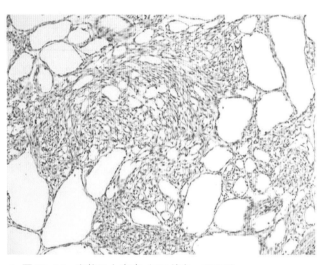

▲ 图 18-14　囊状肌上皮瘤（HE 染色，100×）

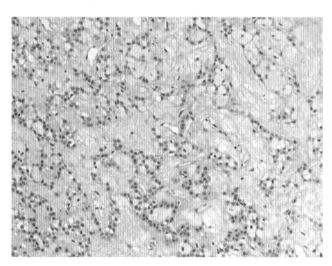

▲ 图 18-17　黏液样肌上皮瘤（HE 染色，200×）

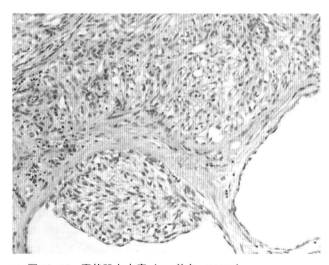

▲ 图 18-15　囊状肌上皮瘤（HE 染色，200×）

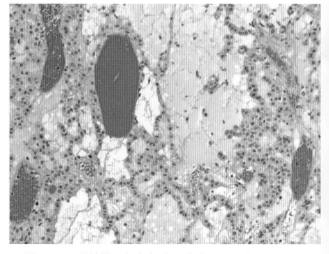

▲ 图 18-18　黏液样肌上皮瘤（HE 染色，200×）

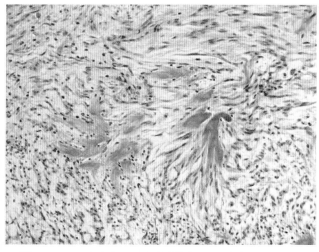

▲ 图 18-19　肌上皮瘤，可见透明样变（HE 染色，200×）

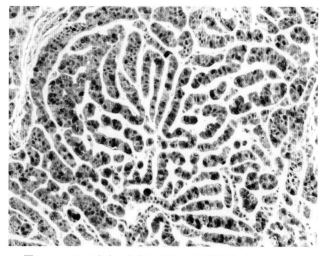

▲ 图 18-22　肌上皮瘤，免疫组化染色呈弥漫阳性（S-100，200×）

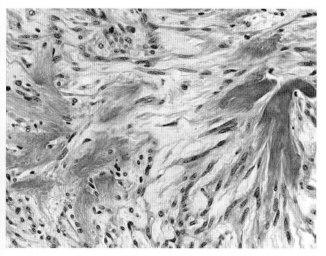

▲ 图 18-20　肌上皮瘤，可见透明样变（HE 染色，200×）

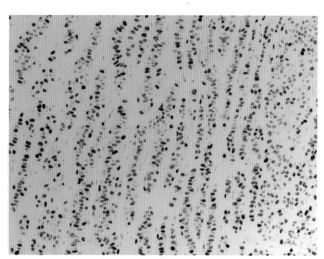

▲ 图 18-23　肌上皮瘤，免疫组化染色呈弥漫阳性（p63，200×）

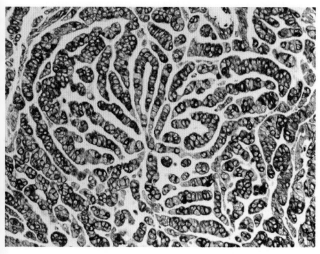

▲ 图 18-21　肌上皮瘤，免疫组化染色呈弥漫阳性（AE1/AE3，200×）

131

[1] Alos L, Cardesa A, Bombi JA, Mallofre C, Cuchi A, Traserra J. Myoepithelial tumors of salivary glands: a clinicopathologic, immunohistochemical, ultrastructural, and flow-cytometric study. Semin Diagn Pathol. 1996;13:138–47.

[2] Barnes L, Appel BN, Perez H, El-Attar AM. Myoepithelioma of the head and neck: case report and review. J Surg Oncol. 1985;28:21–8.

[3] Dardick I, Cavell S, Boivin M, Hoppe D, Parks WR, Stinson J, et al. Salivary gland myoepithelioma variants. Histological, ultrastructural, and immunocytological features. Virchows Arch A Pathol Anat Histopathol. 1989a;416(1):25–42.

[4] Dardick I, Thomas MJ, van Nostrand AW. Myoepithelioma—new concepts of histology and classification: a light and electron microscopic study. Ultrastruct Pathol. 1989b;13(2–3):187–224.

[5] Dardick I, Ostrynski VL, Ekem JK, Leung R, Burford-Mason AP. Immunohistochemical and ultrastructural correlates of muscle-actin expression in pleomorphic adenomas and myoepitheliomas based on comparison of formalin and methanol fixation. Virchows Arch A Pathol Anat Histopathol. 1992;421:95–104.

[6] Di Palma S, Guzzo M. Malignant myoepithelioma of salivary glands: clinicopathological features of ten cases. Virchows Arch A Pathol Anat Histopathol. 1993;423(5):389–96.

[7] DiPalma S, Alasio L, Pilotti S. Fine needle aspiration (FNA) appearances of malignant myoepithelioma of the parotid gland. Cytopathology. 1996;7(5):357–65.

[8] Ellis GL, Auclair PL. Tumors of the salivary glands. In: AFIP atlas of tumor pathology, 4th series. Silver Spring: ARP Press; 2008. p. 495–7.

[9] Gnepp DR. Mucinous myoepithelioma, a recently described new myoepithelioma variant. Head Neck Pathol. 2013;7(Suppl 1):S85–9.

[10] Hungermann D, Roeser K, Buerger H, Jakel T, Loning T, Herbst H. Relative paucity of gross genetic alterations in myoepitheliomas and myoepithelial carcinomas of salivary glands. J Pathol. 2002;198(4):487–94.

[11] Laikui L, Hongwei L, Hongbing J, Zhixiu H. Epithelial salivary gland tumors of children and adolescents in West China population: a clinicopathologic study of 79 cases. J Oral Pathol Med. 2008;37:201–5.

[12] Leifer C, Miller AS, Putong PB, Harwick RD. Myoepithelioma of the parotid gland. Arch Pathol. 1974;98:312–9.

[13] Nagao T, Sugano I, Ishida Y, Tajima Y, Matsuzaki O, Konno A, et al. Salivary gland malignant myoepithelioma: a clinicopathologic and immunohistochemical study of ten cases. Cancer. 1998;83(7):1292–9.

[14] Sciubba JJ, Brannon RB. Myoepithelioma of salivary glands: report of 23 cases. Cancer. 1982;49(3):562–72.

[15] Simpson RH, Jones H, Beasley P. Benign myoepithelioma of the salivary glands: a true entity? Histopathology. 1995;27:1–9.

[16] Turgut S, Cekic A, Ergul G, Aksoy F, Seckin S, Ozdem C. Myoepithelioma of the parotid gland: a report of two cases. Ear Nose Throat J. 2001;80:155–8.

[17] Yaman H, Gerek M, Tosun F, Deveci S, Kilic E, Arslan HH. Myoepithelioma of the parotid gland in a child: a case report. J Pediatr Surg. 2010;45:E5–7.

涎腺病理学图谱 Atlas of Salivary Gland Pathology

第 19 章
肌上皮癌
Myoepithelial Carcinoma

肌上皮癌是与肌上皮瘤相对应的一种恶性肿瘤。儿童和成人均可发生，男女发病率相似，主要累及大涎腺，呈单发或多发肿块，为中至高级别恶性，呈局限性或浸润性生长，由单一的肌上皮细胞组成，呈现多种结构模式（实体型、梁状型或囊状型）（图 19-1 至图 19-22）。

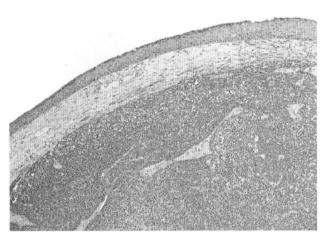

▲ 图 19-1　局限性肌上皮癌（HE 染色，100×）

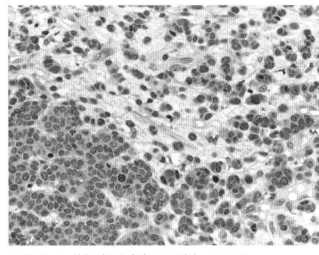

▲ 图 19-4　单相型肌上皮癌（HE 染色，400×）

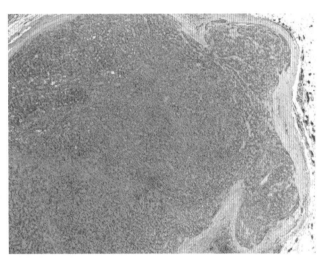

▲ 图 19-2　包裹性肌上皮癌（HE 染色，40×）

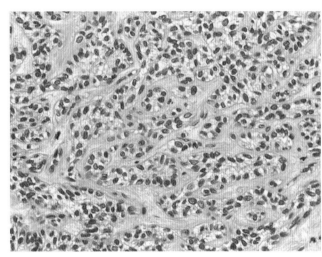

▲ 图 19-5　条索状肌上皮癌（HE 染色，400×）

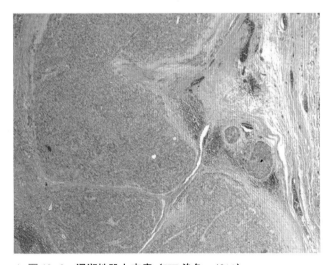

▲ 图 19-3　浸润性肌上皮癌（HE 染色，40×）

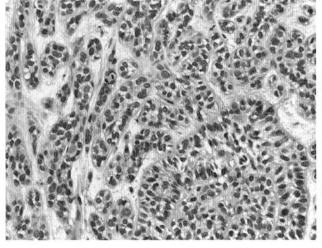

▲ 图 19-6　条索状肌上皮癌（HE 染色，400×）

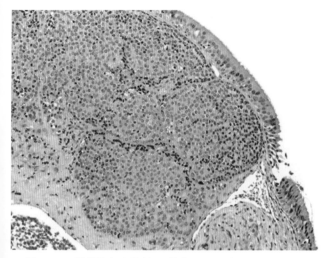

▲ 图 19-7　巢状肌上皮癌（HE 染色，200×）

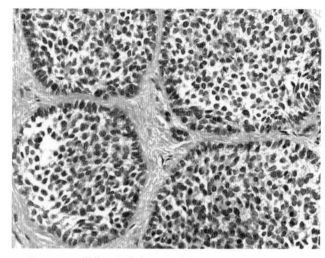

▲ 图 19-10　巢状肌上皮癌（HE 染色，400×）

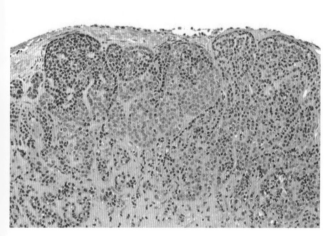

▲ 图 19-8　巢状肌上皮癌（HE 染色，200×）

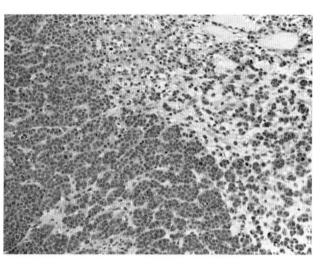

▲ 图 19-11　条索状和巢状肌上皮癌（HE 染色，100×）

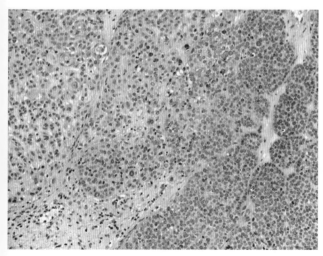

▲ 图 19-9　巢状肌上皮癌（HE 染色，200×）

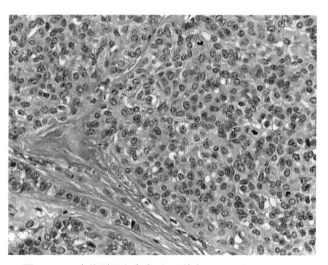

▲ 图 19-12　实体型肌上皮癌（HE 染色，400×）

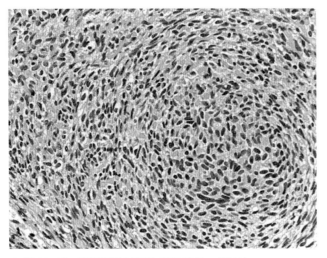

▲ 图 19-13　实体型肌上皮癌（HE 染色，400×）

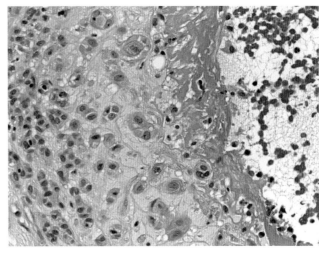

▲ 图 19-16　肌上皮癌，可见血管（HE 染色，400×）

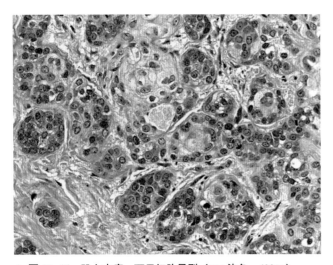

▲ 图 19-14　肌上皮癌，可见细胞异型（HE 染色，400×）

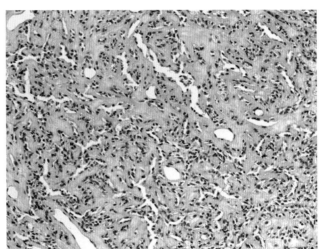

▲ 图 19-17　肌上皮癌，可见假血管（HE 染色，200×）

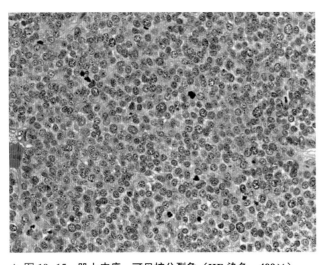

▲ 图 19-15　肌上皮癌，可见核分裂象（HE 染色，400×）

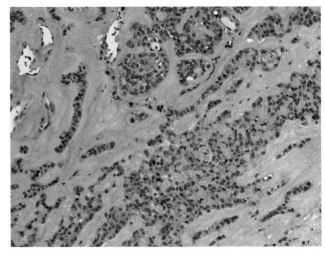

▲ 图 19-18　肌上皮癌，可见透明变性（HE 染色，200×）

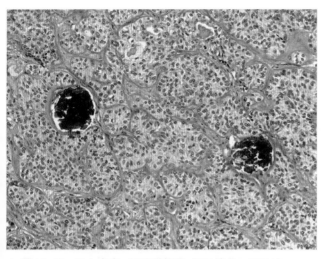

▲ 图 19-19 肌上皮癌，可见微钙化（HE 染色，200×）

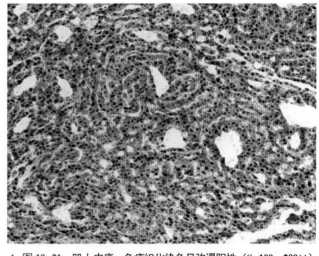

▲ 图 19-21 肌上皮癌，免疫组化染色呈弥漫阳性（S-100，200×）

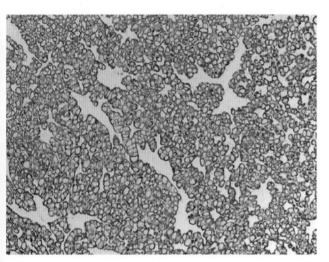

▲ 图 19-20 肌上皮癌，免疫组化染色呈弥漫阳性（AE1/AE3，200×）

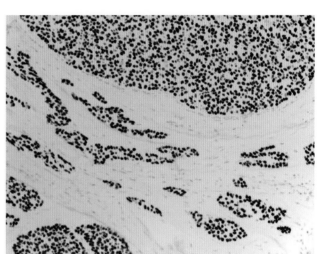

▲ 图 19-22 肌上皮癌，免疫组化染色呈弥漫阳性（p63，200×）

推 荐 阅 读

[1] Bastaki JM, Purgina BM, Dacic S, Seethala RR. Secretory myoepithelial carcinoma: a histologic and molecular survey and a proposed nomenclature for mucin producing signet ring tumors. Head Neck Pathol. 2014;8:250–60.

[2] Chhieng DC, Paulino AF. Cytology of myoepithelial carcinoma of the salivary gland. Cancer. 2002;96(1):32–6.

[3] Di Palma S, Guzzo M. Malignant myoepithelioma of salivary glands: clinicopathological features of ten cases. Virchows Arch A Pathol Anat Histopathol. 1993;423:389–96.

[4] Gnepp DR. Malignant mixed tumors of the salivary glands: a review. Pathol Annu. 1993;28:279–328.

[5] Kong M, Drill EN, Morris L, West L, Klimstra D, Gonen M, et al. Prognostic factors in myoepithelial carcinoma of salivary glands: a clinicopathologic study of 48 cases. Am J Surg Pathol. 2015;39:931–8.

[6] Savera AT, Sloman A, Huvos AG, Klimstra DS. Myoepithelial carcinoma of the salivary glands: a clinicopathologic

study of 25 patients. Am J Surg Pathol. 2000;24(6):761–74.

[7] Skalova A, Weinreb I, Hyrcza M, Simpson RH, Laco J, Agaimy A, et al. Clear cell myoepithelial carcinoma of salivary glands showing EWSR1 rearrangement: molecular analysis of 94 salivary gland carcinomas with prominent clear cell component. Am J Surg Pathol. 2015;39:338–48.

[8] Su YX, Roberts DB, Hanna EY, El-Naggar A, Saylam G, Frank SJ, et al. Risk factors and prognosis for myoepithelial carcinoma of the major salivary glands. Ann Surg Oncol. 2015;22:3701–7.

[9] Yu G, Ma D, Sun K, Li T, Zhang Y. Myoepithelial carcinoma of the salivary glands: behavior and management. Chin Med J. 2003;116(2):163–5.

涎腺病理学图谱　Atlas of Salivary Gland Pathology

第 20 章
嗜酸细胞瘤
Oncocytoma

　　嗜酸细胞瘤是一种良性肿瘤，对应的恶性肿瘤是嗜酸细胞癌。主要发生于成年人，平均发病年龄为 65 岁，男女发病率相似，多累及大涎腺，呈单个或多发肿块。肿瘤由嗜酸细胞和基底细胞组成，可呈现多种结构模式（实体型、器官型、梁状型、囊状型或腺管型）（图 20-1 至图 20-26）。

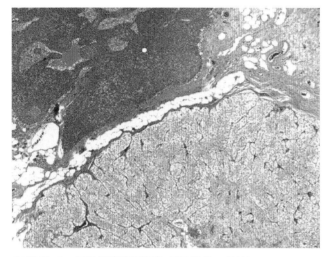

▲ 图 20-1　局限性嗜酸细胞瘤（HE 染色，40×）

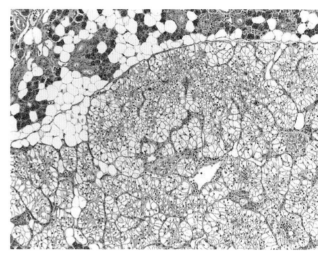

▲ 图 20-4　嗜酸细胞瘤，可见透明细胞或嗜酸细胞（HE 染色，100×）

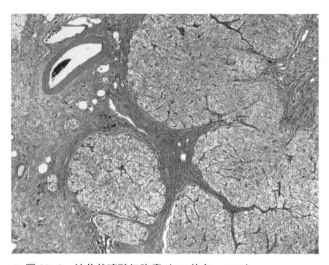

▲ 图 20-2　结节状嗜酸细胞瘤（HE 染色，40×）

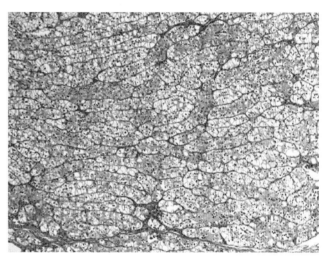

▲ 图 20-5　嗜酸细胞瘤，可见透明细胞或嗜酸细胞（HE 染色，100×）

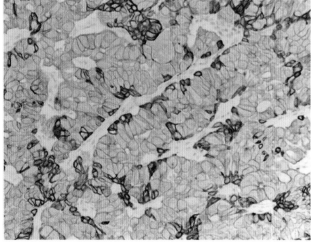

▲ 图 20-3　双相型嗜酸细胞瘤（AE1/AE3 染色，200×）

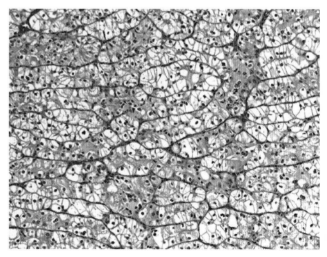

▲ 图 20-6　嗜酸细胞瘤，可见透明细胞或嗜酸细胞（HE 染色，200×）

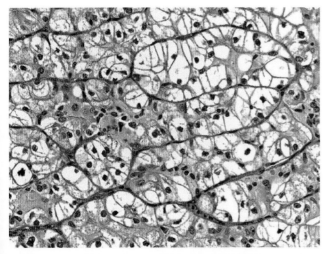

▲ 图 20-7　嗜酸细胞瘤，可见透明细胞或嗜酸细胞（HE 染色，400×）

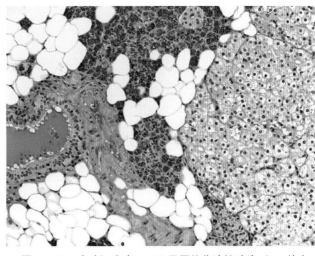

▲ 图 20-10　嗜酸细胞瘤，可见周围的浆液性腺泡（HE 染色，200×）

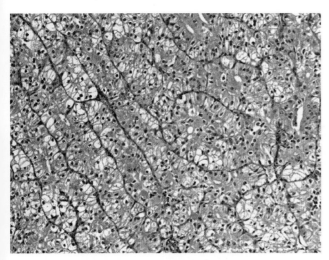

▲ 图 20-8　嗜酸细胞瘤，可见透明细胞或嗜酸细胞（HE 染色，200×）

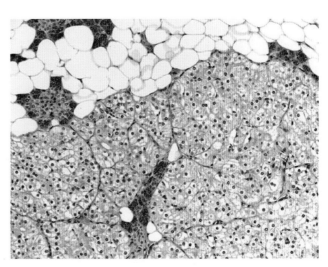

▲ 图 20-11　嗜酸细胞瘤，可见内陷的浆液性腺泡（HE 染色，200×）

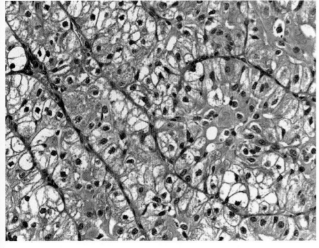

▲ 图 20-9　嗜酸细胞瘤，可见透明细胞或嗜酸细胞（HE 染色，400×）

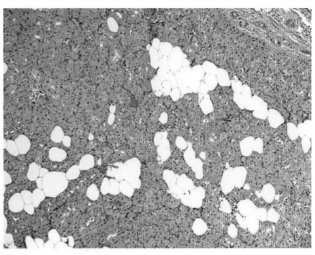

▲ 图 20-12　嗜酸细胞瘤，可见脂肪细胞化生（HE 染色，100×）

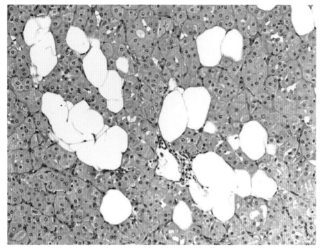

▲ 图 20-13 嗜酸细胞瘤，可见脂肪细胞化生（HE 染色，200×）

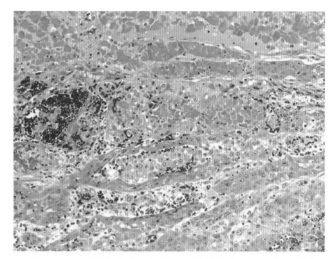

▲ 图 20-16 嗜酸细胞瘤，活检可见鳞状化生和坏死（HE 染色，200×）

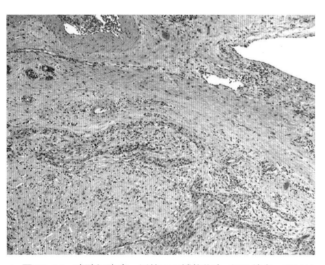

▲ 图 20-14 嗜酸细胞瘤，活检可见鳞状化生（HE 染色，100×）

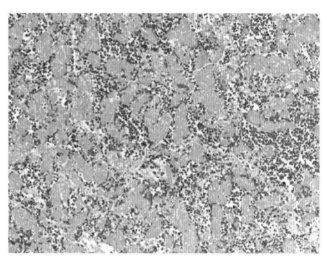

▲ 图 20-17 嗜酸细胞瘤，活检可见坏死（HE 染色，200×）

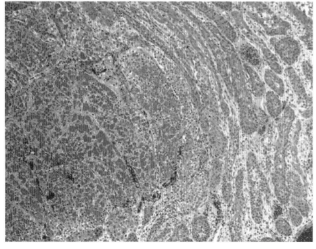

▲ 图 20-15 嗜酸细胞瘤，活检可见鳞状化生和坏死（HE 染色，100×）

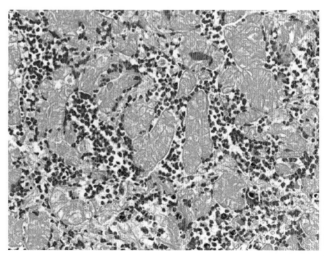

▲ 图 20-18 嗜酸细胞瘤，活检可见坏死（HE 染色，400×）

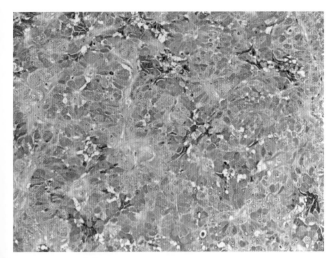

▲ 图 20-19 嗜酸细胞瘤，胞质内 PTAH 染色阳性（PTAH，200×）

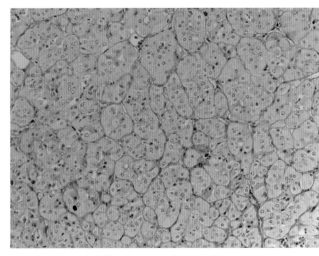

▲ 图 20-22 嗜酸细胞瘤，可见胞质内颗粒（PAS-D，200×）

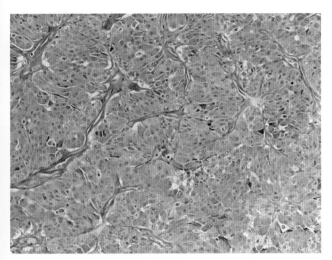

▲ 图 20-20 嗜酸细胞瘤，PTAH 染色阴性（PTAH，200×）

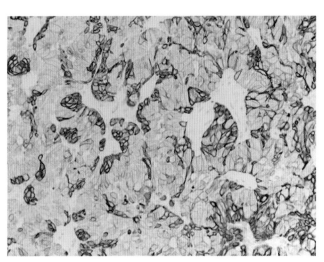

▲ 图 20-23 嗜酸细胞瘤，免疫组化染色弥漫阳性（AE1/AE3，200×）

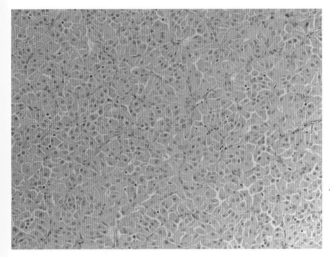

▲ 图 20-21 嗜酸细胞瘤，Mucicarmine 染色阴性（Mucicarmine，200×）

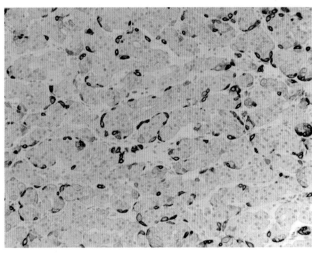

▲ 图 20-24 嗜酸细胞瘤，基底细胞免疫组化染色阳性（AE1/AE3，200×）

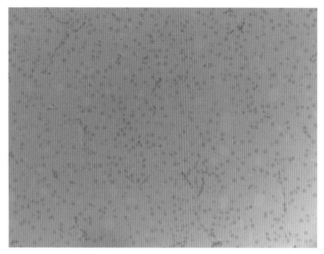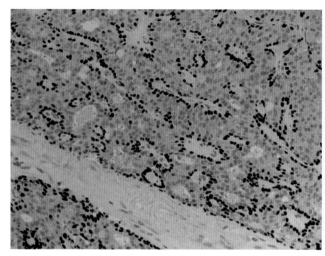

▲ 图 20-25 嗜酸细胞瘤，免疫组化染色阴性（S-100，200×）　▲ 图 20-26 嗜酸细胞瘤，基底细胞免疫组化染色阳性（p63，200×）

推 荐 阅 读

[1] Barnes L, editor. Surgical pathology of the head and neck. 3rd ed. New York: CRC Press Inc; 2008.

[2] Blanck C, Eneroth CM, Jakobsson PA. Oncocytoma of the parotid gland: neoplasm or nodular hyperplasia? Cancer. 1970;25:919–25.

[3] Capone RB, Ha PK, Westra WH, Pilkington TM, Sciubba JJ, Koch WM, et al. Oncocytic neoplasms of the parotid gland: a 16-year institutional review. Otolaryngol Head Neck Surg. 2002;126(6):657–62.

[4] Deutsch E, Eilon A, Zelig S, Ariel I. Synchronous bilateral oncocytoma of the parotid glands. A case report. ORL J Otorhinolaryngol Relat Spec. 1984;46:66–8.

[5] Garcia JJ, Hunt JL, Weinreb I, McHugh JB, Barnes EL, Cieply K, et al. Fluorescence in situ hybridization for detection of MAML2 rearrangements in oncocytic mucoepidermoid carcinoma: utility as a diagnostic test. Hum Pathol. 2011;42:2001–9.

[6] Ghandur-Mnaymneh L. Multinodular oncocytoma of the parotid gland: a benign; lesion simulating malignancy. Hum Pathol. 1984;15:485–6.

[7] McHugh JB, Hoschar AP, Dvorakova M, Parwani AV, Barnes EL, Seethala RR. p63 immunohistochemistry differentiates salivary gland oncocytoma and oncocytic carcinoma from metastatic renal cell carcinoma. Head Neck Pathol. 2007;1(2):123–31.

[8] Ozolek JA, Bastacky SI, Myers EN, Hunt JL. Immunophenotypic comparison of salivary gland oncocytoma and metastatic renal cell carcinoma. Laryngoscope. 2005;115(6):1097–100.

[9] Sorensen M, Baunsgaard P, Frederiksen P, Haahr PA. Multifocal adenomatous oncocytic hyperplasia of the parotid gland (unusual clear cell variant in two female siblings). Pathol Res Pract. 1986;181:254–9.

[10] Thompson LD, Wenig BM, Ellis GL. Oncocytomas of the submandibular gland: a series of 22 cases and a review of the literature. Cancer. 1996;78:2281–7.

[11] Verma K, Kapila K. Salivary gland tumors with a prominent oncocytic component. Cytologic findings and differential diagnosis of oncocytomas and Warthin's tumor on fine needle aspirates. Acta Cytol. 2003;47(2):221–6.

[12] Weiler C, Reu S, Zengel P, Kirchner T, Ihrler S. Obligate basal cell component in salivary oncocytoma facilitates distinction from acinic cell carcinoma. Pathol Res Pract. 2009;205:838–42.

[13] Zhou CX, Gao Y. Oncocytoma of the salivary glands: a clinicopathologic and immunohistochemical study. Oral Oncol. 2009;45(12):e232–8.

第 21 章 嗜酸细胞腺癌
Oncocytic Carcinoma

嗜酸细胞腺癌是对应于嗜酸细胞腺瘤的恶性肿瘤。嗜酸细胞腺癌好发于儿童和成人。男女发病率相似。大多数病例发生于腮腺，可表现为单发或多发肿块。嗜酸细胞腺癌可以是局限性的，也可呈浸润性生长，由多种细胞（嗜酸细胞、基底细胞）组成，并呈现多种结构模式（实体型、器官型、小梁状型、囊状型和管状型）（图 21-1 至图 21-12）。

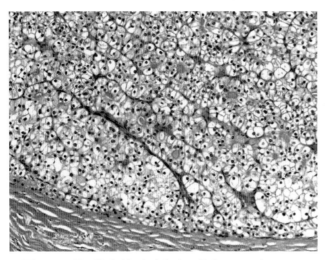

▲ 图 21-1　局限性嗜酸细胞腺癌（HE 染色，200×）

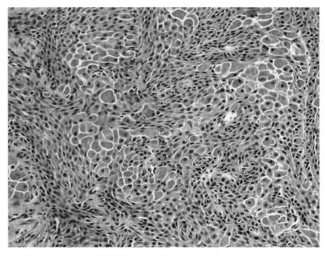

▲ 图 21-4　双相型嗜酸细胞腺癌（HE 染色，200×）

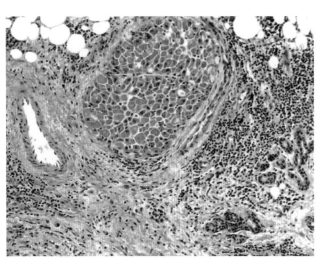

▲ 图 21-2　浸润性嗜酸细胞腺癌（HE 染色，200×）

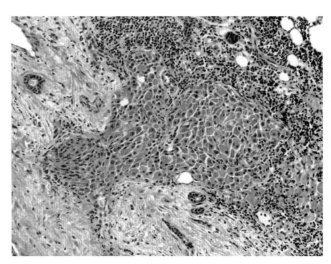

▲ 图 21-5　嗜酸细胞腺癌，可见嗜酸细胞（HE 染色，200×）

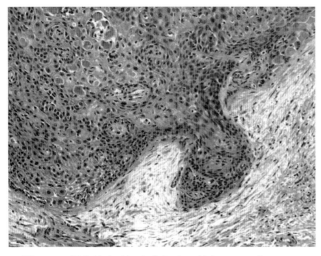

▲ 图 21-3　浸润性嗜酸细胞腺癌（HE 染色，200×）

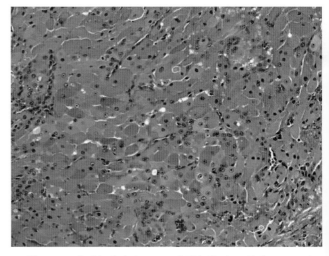

▲ 图 21-6　嗜酸细胞腺癌，可见嗜酸细胞（HE 染色，200×）

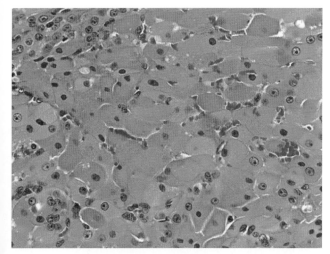

▲ 图 21-7 嗜酸细胞腺癌，可见嗜酸细胞（HE 染色，400×）

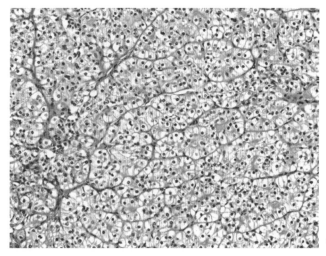

▲ 图 21-10 嗜酸细胞腺癌，可见透明细胞（HE 染色，200×）

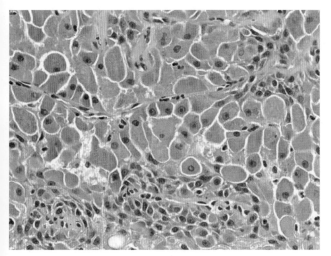

▲ 图 21-8 嗜酸细胞腺癌，可见嗜酸细胞（HE 染色，400×）

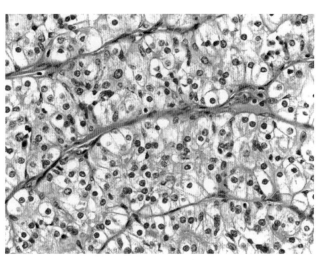

▲ 图 21-11 嗜酸细胞腺癌，可见透明细胞（HE 染色，400×）

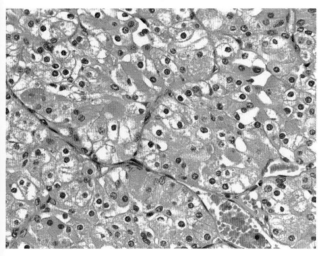

▲ 图 21-9 嗜酸细胞腺癌，可见嗜酸细胞和透明细胞（HE 染色，400×）

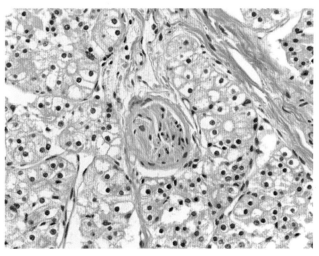

▲ 图 21-12 嗜酸细胞腺癌，可见神经侵袭（HE 染色，400×）

[1] Capone RB, Ha PK, Westra WH, Pilkington TM, Sciubba JJ, Koch WM, et al. Oncocytic neoplasms of the parotid gland: a 16-year institutional review. Otolaryngol Head Neck Surg. 2002;126(6):657–62.

[2] Ferreiro JA, Stylopoulos N. Oncocytic differentiation in salivary gland tumors. J Laryngol Otol. 1995;109:569–71.

[3] McHugh JB, Hoschar AP, Dvorakova M, Parwani AV, Barnes EL, Seethala RR. p63 immunohistochemistry differentiates salivary gland oncocytoma and oncocytic carcinoma from metastatic renal cell carcinoma. Head Neck Pathol. 2007;1(2):123–31.

[4] Muramatsu T, Hashimoto S, Lee MW, Chung CK, Matsuzaki K, Inoue T, et al. Oncocytic carcinoma arising in submandibular gland with immunohistochemical observations and review of the literature. Oral Oncol. 2003;39(2):199–203.

[5] Nakada M, Nishizaki K, Akagi H, Masuda Y, Yoshino T. Oncocytic carcinoma of the submandibular gland: a case report and literature review. J Oral Pathol Med. 1998;27(5):225–8.

[6] Sugimoto T, Wakizono S, Uemura T, Tsuneyoshi M, Enjoji M. Malignant oncocytoma of the parotid gland: a case report with an immunohistochemical and ultrastructural study. J Laryngol Otol. 1993;107:69–74.

[7] Weinreb I, Seethala RR, Perez-Ordonez B, Chetty R, Hoschar AP, Hunt JL. Oncocytic mucoepidermoid carcinoma: clinicopathologic description in a series of 12 cases. Am J Surg Pathol. 2009;33:409–16.

涎腺病理学图谱　Atlas of Salivary Gland Pathology

第 22 章
多形性腺瘤
Pleomorphic Adenoma

多形性腺瘤是对应于癌在多形性腺瘤中的良性肿瘤。多形性腺瘤可发生于儿童和成人，平均年龄约 45 岁。女性比男性发病率更高。大多数病例发生于腮腺，表现为单发或多发肿块。多形性腺瘤可有包膜，呈局限性或多结节，由多种细胞（导管细胞、肌上皮细胞和间充质细胞）组成，并呈现多种结构模式（实体型、小梁状型和囊状型）（图 22-1 至图 22-36）。

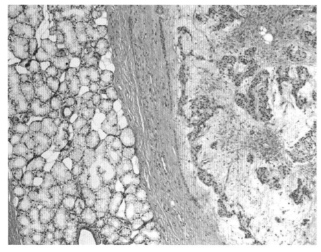

▲ 图 22-1　多形性腺瘤，可见包膜（HE 染色，100×）

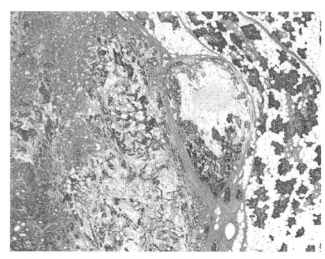

▲ 图 22-4　三相型或包含更多结构模式的多形性腺瘤（HE 染色，40×）

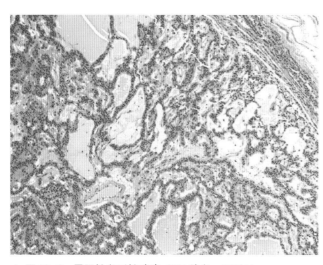

▲ 图 22-2　局限性多形性腺瘤（HE 染色，100×）

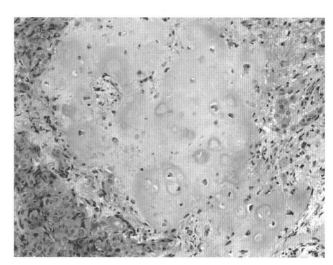

▲ 图 22-5　三相型或包含更多结构模式的多形性腺瘤（HE 染色，200×）

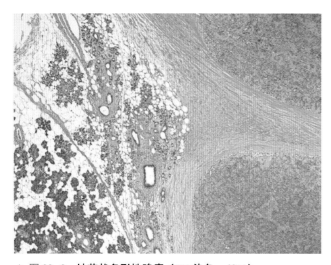

▲ 图 22-3　结节状多形性腺瘤（HE 染色，40×）

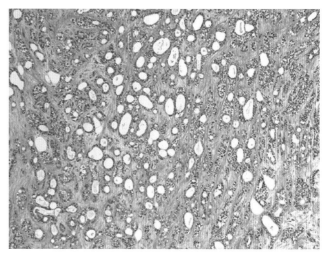

▲ 图 22-6　多形性腺瘤，可见导管细胞（HE 染色，100×）

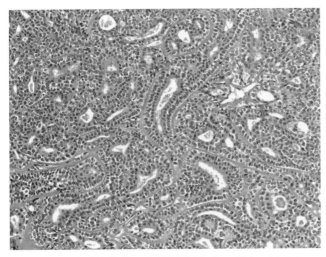

▲ 图 22-7　多形性腺瘤，可见导管细胞（HE 染色，200×）

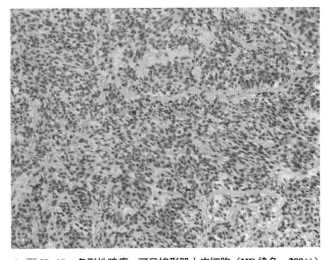

▲ 图 22-10　多形性腺瘤，可见梭形肌上皮细胞（HE 染色，200×）

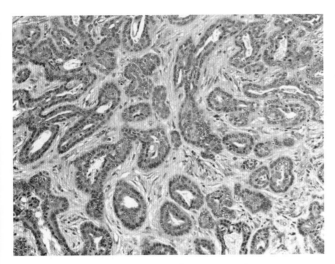

▲ 图 22-8　多形性腺瘤，可见导管细胞（HE 染色，200×）

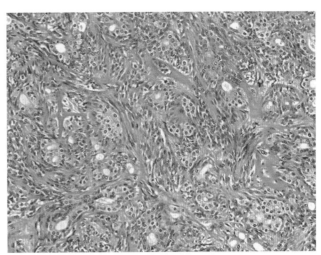

▲ 图 22-11　多形性腺瘤，可见梭形肌上皮细胞（HE 染色，200×）

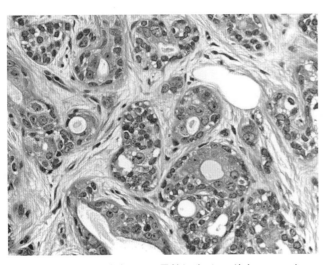

▲ 图 22-9　多形性腺瘤，可见导管细胞（HE 染色，400×）

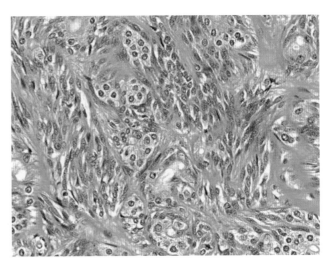

▲ 图 22-12　多形性腺瘤，可见梭形肌上皮细胞（HE 染色，400×）

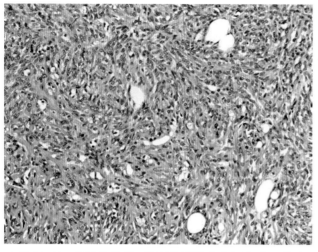

▲ 图 22-13 多形性腺瘤，可见梭形肌上皮细胞（HE 染色，200×）

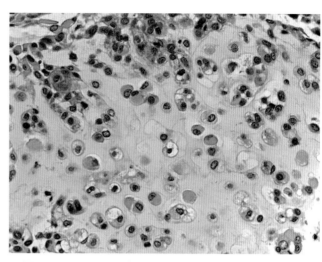

▲ 图 22-16 多形性腺瘤，可见浆细胞样肌上皮细胞（HE 染色，400×）

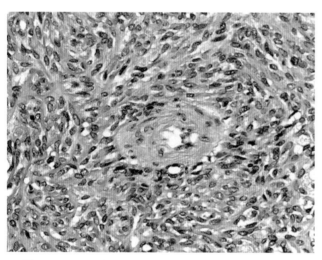

▲ 图 22-14 多形性腺瘤，可见梭形肌上皮细胞（HE 染色，400×）

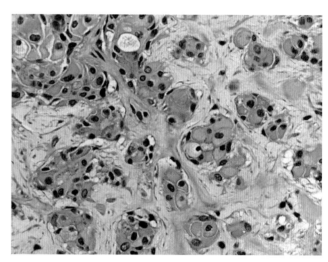

▲ 图 22-17 多形性腺瘤，可见浆细胞样肌上皮细胞（HE 染色，400×）

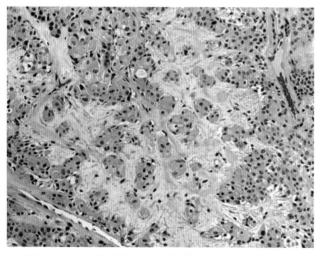

▲ 图 22-15 多形性腺瘤，可见浆细胞样肌上皮细胞（HE 染色，200×）

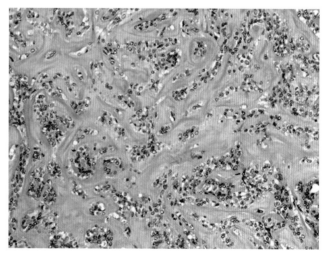

▲ 图 22-18 多形性腺瘤，可见胞质透亮的肌上皮细胞（HE 染色，200×）

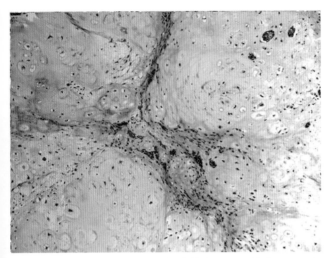

▲ 图 22-19　多形性腺瘤，可见软骨样分化（HE 染色，100×）

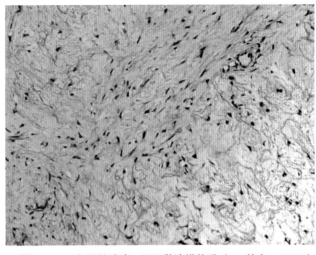

▲ 图 22-22　多形性腺瘤，可见黏液样基质（HE 染色，200×）

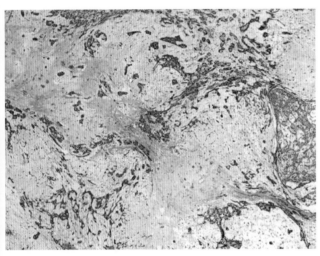

▲ 图 22-20　多形性腺瘤，可见黏液样基质（HE 染色，40×）

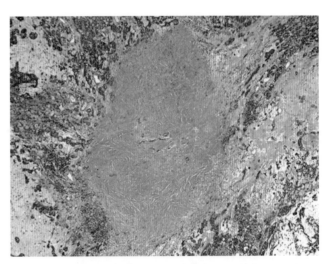

▲ 图 22-23　多形性腺瘤，可见玻璃样变（HE 染色，40×）

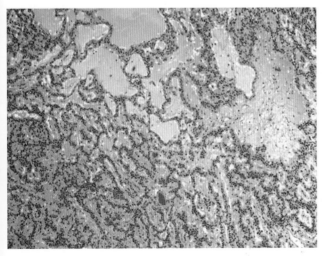

▲ 图 22-21　多形性腺瘤，可见黏液样基质（HE 染色，100×）

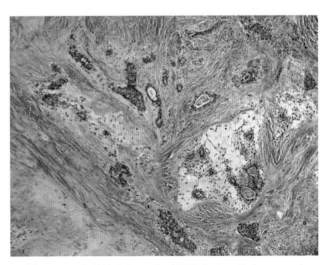

▲ 图 22-24　多形性腺瘤，可见玻璃样变（HE 染色，100×）

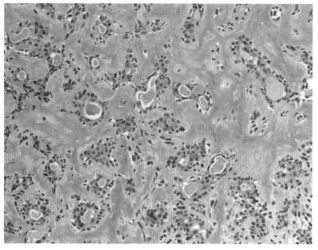

▲ 图 22-25　多形性腺瘤，可见基底膜样物（HE 染色，200×）

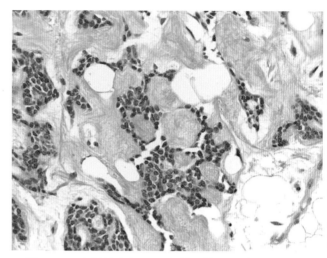

▲ 图 22-28　多形性腺瘤，可见假性血管（HE 染色，400×）

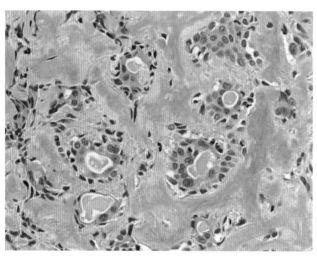

▲ 图 22-26　多形性腺瘤，可见基底膜样物（HE 染色，400×）

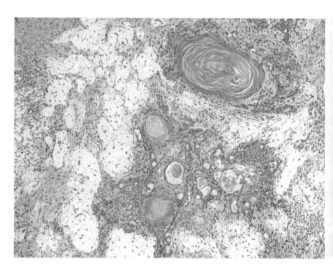

▲ 图 22-29　多形性腺瘤，可见鳞状细胞化生和角化（HE 染色，100×）

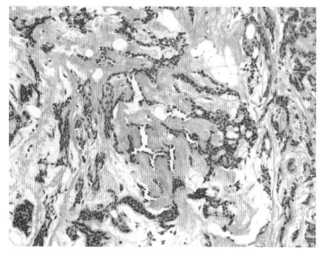

▲ 图 22-27　多形性腺瘤，可见假性血管（HE 染色，200×）

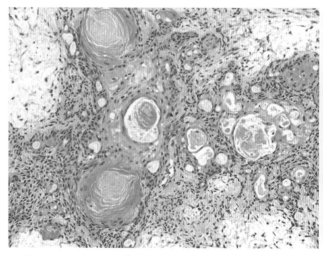

▲ 图 22-30　多形性腺瘤，可见鳞状细胞化生和角化（HE 染色，200×）

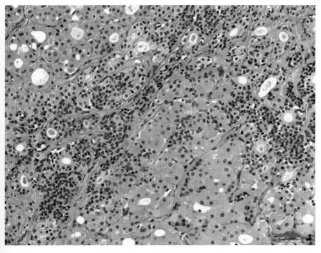

▲ 图 22-31 多形性腺瘤，可见嗜酸细胞化生（HE 染色，200×）

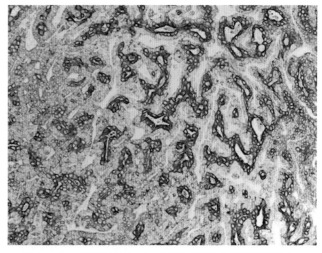

▲ 图 22-34 多形性腺瘤，免疫组织化学染色呈弥漫阳性（AE1/AE3，200×）

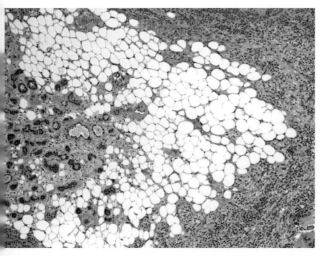

▲ 图 22-32 多形性腺瘤，可见脂肪细胞化生（HE 染色，100×）

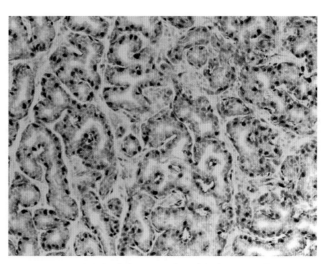

▲ 图 22-35 多形性腺瘤，肌上皮细胞免疫组织化学染色阳性（S-100，200×）

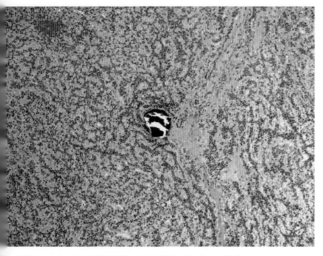

▲ 图 22-33 多形性腺瘤，可见微钙化（HE 染色，100×）

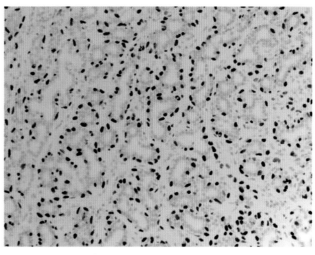

▲ 图 22-36 多形性腺瘤，肌上皮细胞免疫组织化学染色阳性（p63，200×）

推 荐 阅 读

[1] Baldi A, Persichetti P, Di Marino MP, Nicoletti G, Baldi F. Pleomorphic adenoma of cervical heterotopic salivary glands. J Exp Clin Cancer Res. 2003;22(4):645–7.

[2] Blevins NH, Jackler RK, Kaplan MJ, Boles R. Facial paralysis due to benign parotid tumors. Arch Otolaryngol Head Neck Surg. 1992;118:427–30.

[3] Colella G, Cannavale R, Chiodini P. Meta-analysis of surgical approaches to the treatment of parotid pleomorphic adenomas and recurrence rates. J Craniomaxillofac Surg. 2015;43:738–45.

[4] Coombes DM, Kaddour R, Shah N. Synchronous unilateral pleomorphic adenomas in the parotid gland: report of a case. Br J Oral Maxillofac Surg. 2009;47:155–6.

[5] Eveson JW, Cawson RA. Salivary gland tumors. A review of 2410 cases with particular reference to histological types, site, age and sex distribution. J Pathol. 1985;146:51–8.

[6] Gnepp DR. Malignant mixed tumors of the salivary glands: a review. Pathol Annu. 1993;28:279–328.

[7] Gnepp DR, Schroeder W, Heffner D. Synchronous tumors arising in a single major salivary gland cancer. Cancer. 1989;63:1219–24.

[8] Guntinas-Lichius O, Kick C, Klussmann JP, Jungehuelsing M, Stennert E. Pleomorphic adenoma of the parotid gland: a 13-year experience of consequent management by lateral or total parotidectomy. Eur Arch Otorhinolaryngol. 2004;261(3):143–6.

[9] Huang JT, Li W, Chen XQ, Shi RH, Zhao YF. Synchronous bilateral pleomorphic adenomas of the parotid gland. J Investig Clin Dent. 2012;3:225–7.

[10] Knight J, Ratnasingham K. Metastasizing pleomorphic adenoma: systematic review. Int J Surg. 2015;19:137–45.

[11] Lam PW, Chan JK, Sin VC. Nasal pleomorphic adenoma with skeletal muscle differentiation: potential misdiagnosis as rhabdomyosarcoma. Hum Pathol. 1997;28(11):1299–302.

[12] Manucha V, Ioffe OB. Metastasizing pleomorphic adenoma of the salivary gland. Arch Pathol Lab Med. 2008;132:1445–7.

[13] Matsuyama A, Hisaoka M, Nagao Y, Hashimoto H. Aberrant PLAG1 expression in pleomorphic adenomas of the salivary gland: a molecular genetic and immunohistochemical study. Virchows Arch. 2011;458(5):583–92.

[14] Miliauskas JR, Hunt JL. Primary unilateral multifocal pleomorphic adenoma of the parotid gland: molecular assessment and literature review. Head Neck Pathol. 2008;2:339–42.

[15] Narozny W, Kuczkowski J, Mikaszewski B. Pleomorphic adenoma of the nasal cavity: clinical analysis of 8 cases. Am J Otolaryngol. 2005;26(3):218.

[16] Perumal CJ, Meyer M, Mohamed A. A giant pleomorphic adenoma of the submandibular salivary gland: a case report. Craniomaxillofac Trauma Reconstr. 2012;5:185–8.

[17] Phillips PP, Olsen KD. Recurrent pleomorphic adenoma of the parotid gland: report of 126 cases and a review of the literature. Ann Otol Rhinol Laryngol. 1995;104(2):100–4.

[18] Pinkston JA, Cole P. Incidence rates of salivary gland tumors: results from a population-based study. Otolaryngol Head Neck Surg. 1999;20:834–40.

[19] Riad MA, Abdel-Rahman H, Ezzat WF, Adly A, Dessouky O, Shehata M. Variables related to recurrence of pleomorphic adenomas: outcome of parotid surgery in 182 cases. Laryngoscope. 2011;121:1467–72.

[20] Sataloff RT, Price DB, Roberts BR. Bilateral synchronous mixed tumors of the parotid glands. Arch Otolaryngol Head Neck Surg. 1987;113:880–1.

[21] Skalova A, Altemani A, Di Palma S, Simpson RH, Hosticka L, Andrle P, et al. Pleomorphic adenoma of the salivary glands with intravascular tumor deposits: a diagnostic pitfall. Am J Surg Pathol. 2012;36:1674–82.

[22] Spiro RH. Salivary neoplasms: overview of a 35-year experience with 2,807 patients. Head Neck Surg. 1986;8:177–84.

[23] Triantafyllou A, Thompson LD, Devaney KO, Bell D, Hunt JL, Rinaldo A, et al. Functional histology of salivary gland Pleomophic adenoma: an appraisal. Head Neck Pathol. 2015;9:387–404.

[24] Wittekindt C, Streubel K, Arnold G, Stennert E, Guntinas-Lichius O. Recurrent pleomorphic adenoma of the parotid gland: analysis of 108 consecutive patients. Head Neck. 2007;29:822–8.

第 23 章
癌在多形性腺瘤中
Pleomorphic Adenoma, Carcinoma Ex

　　癌在多形性腺瘤中是多形性腺瘤对应的恶性肿瘤。癌在多形性腺瘤中好发于成人，平均发病年龄约 60 岁。女性比男性发病率更高。大多数病例发生于腮腺，表现为单发或多发肿块。癌在多形性腺瘤中可以是局限性的（非侵袭性的）或浸润性的（侵袭性的），由多种细胞（导管细胞、肌上皮细胞和间充质细胞）组成，并呈现多种结构模式（实体型、小梁状型和囊状型）（图 23-1 至图 23-40）。

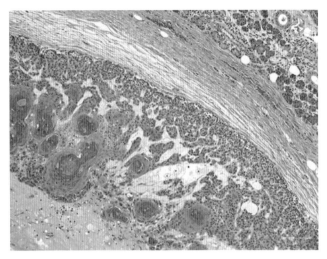

▲ 图 23-1 癌在多形性腺瘤中，可见包膜（HE 染色，100×）

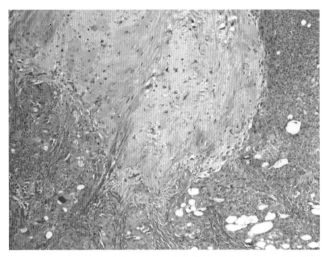

▲ 图 23-4 三相型或包括更多结构模式的癌在多形性腺瘤中（HE 染色，100×）

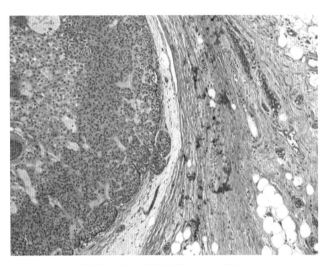

▲ 图 23-2 局限性癌在多形性腺瘤中（HE 染色，100×）

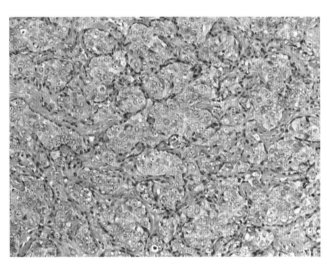

▲ 图 23-5 癌在多形性腺瘤中，可见导管细胞（HE 染色，400×）

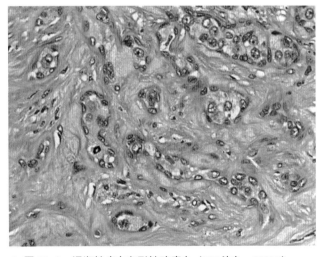

▲ 图 23-3 浸润性癌在多形性腺瘤中（HE 染色，100×）

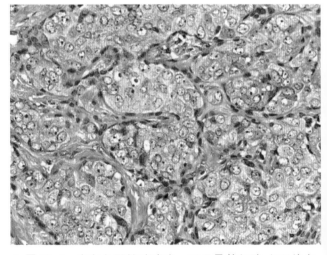

▲ 图 23-6 癌在多形性腺瘤中，可见导管细胞（HE 染色，400×）

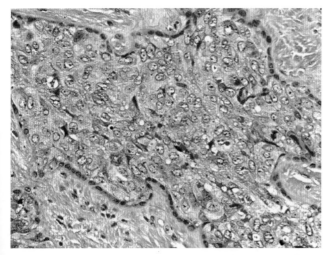

▲ 图 23-7 癌在多形性腺瘤中，可见导管细胞（HE 染色，400×）

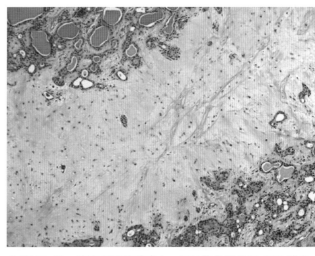

▲ 图 23-10 癌在多形性腺瘤中，可见软骨样分化（HE 染色，100×）

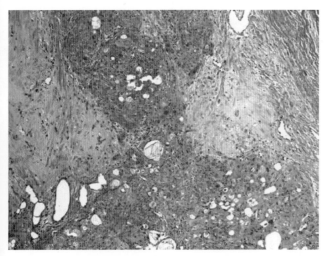

▲ 图 23-8 癌在多形性腺瘤中，可见软骨样分化（HE 染色，100×）

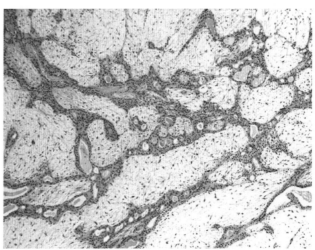

▲ 图 23-11 癌在多形性腺瘤中，可见黏液样基质（HE 染色，100×）

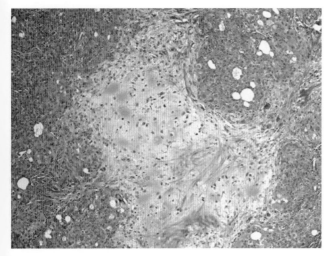

▲ 图 23-9 癌在多形性腺瘤中，可见软骨样分化（HE 染色，100×）

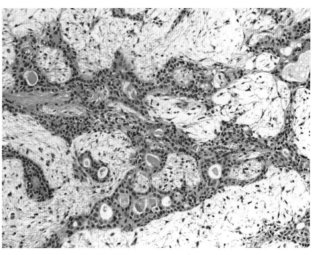

▲ 图 23-12 癌在多形性腺瘤中，可见黏液样基质（HE 染色，200×）

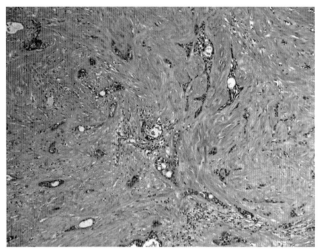

▲ 图 23-13　癌在多形性腺瘤中，可见玻璃样变（HE 染色，100×）

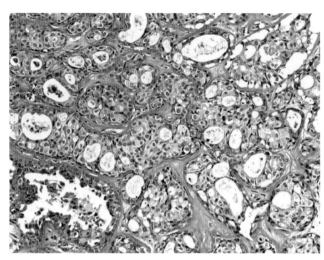

▲ 图 23-16　癌在多形性腺瘤中，可见涎腺导管癌（HE 染色，200×）

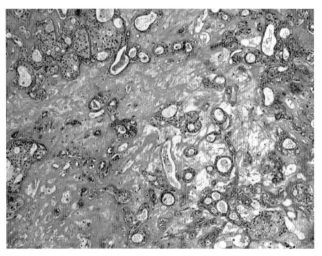

▲ 图 23-14　癌在多形性腺瘤中，可见涎腺导管癌（HE 染色，100×）

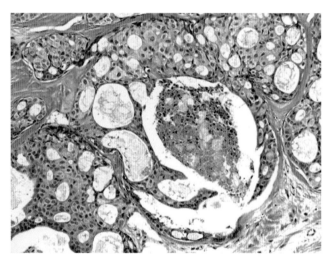

▲ 图 23-17　癌在多形性腺瘤中，可见涎腺导管癌（HE 染色，200×）

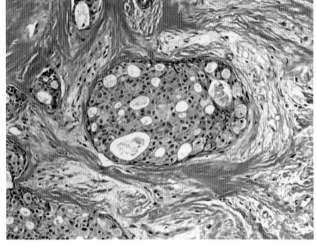

▲ 图 23-15　癌在多形性腺瘤中，可见涎腺导管癌（HE 染色，200×）

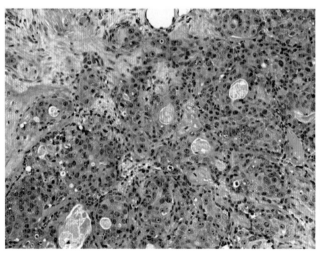

▲ 图 23-18　癌在多形性腺瘤中，可见细胞异型（HE 染色，200×）

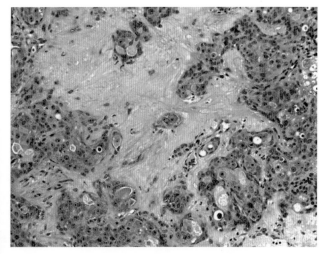

▲ 图 23-19　癌在多形性腺瘤中，可见细胞异型（HE 染色，200×）

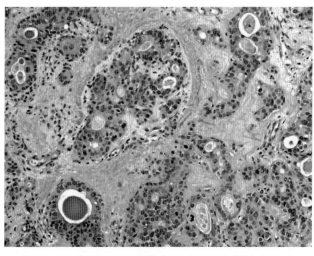

▲ 图 23-22　癌在多形性腺瘤中，可见细胞异型（HE 染色，200×）

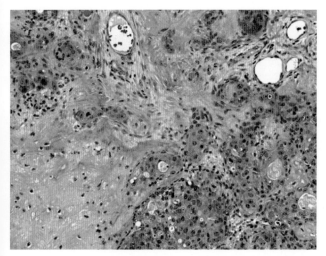

▲ 图 23-20　癌在多形性腺瘤中，可见细胞异型（HE 染色，200×）

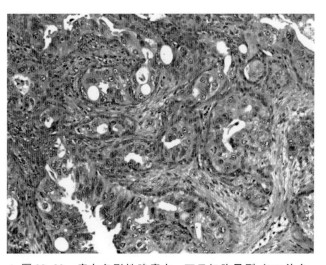

▲ 图 23-23　癌在多形性腺瘤中，可见细胞异型（HE 染色，200×）

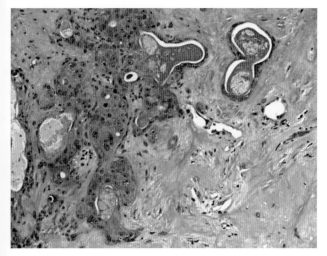

▲ 图 23-21　癌在多形性腺瘤中，可见细胞异型（HE 染色，200×）

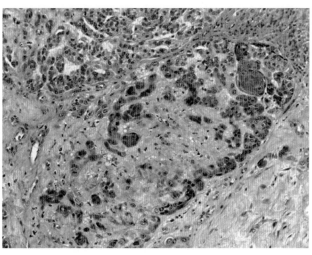

▲ 图 23-24　癌在多形性腺瘤中，可见细胞异型（HE 染色，200×）

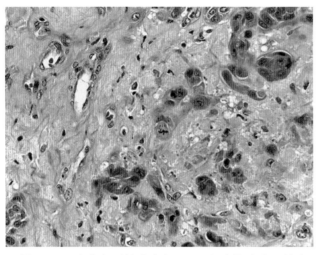

▲ 图 23-25　癌在多形性腺瘤中，可见细胞异型（HE 染色，400×）

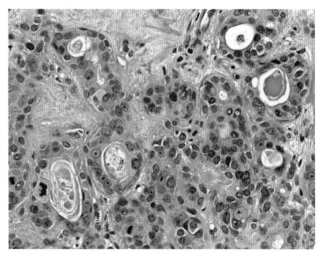

▲ 图 23-28　癌在多形性腺瘤中，可见核分裂象（HE 染色，400×）

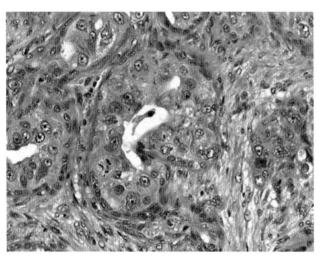

▲ 图 23-26　癌在多形性腺瘤中，可见细胞异型（HE 染色，400×）

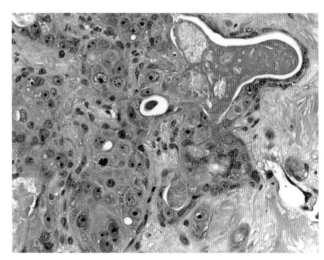

▲ 图 23-29　癌在多形性腺瘤中，可见核分裂象（HE 染色，400×）

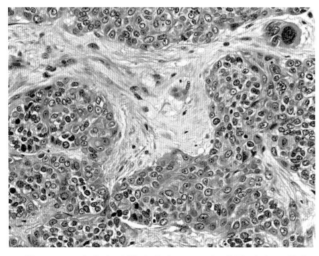

▲ 图 23-27　癌在多形性腺瘤中，可见细胞异型（HE 染色，400×）

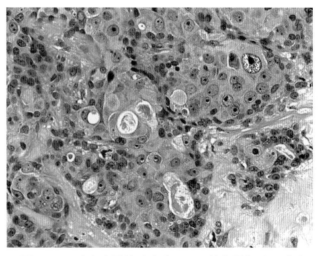

▲ 图 23-30　癌在多形性腺瘤中，可见核分裂象（HE 染色，400×）

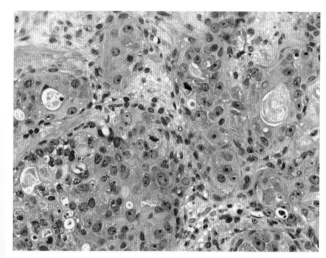

▲ 图 23-31 癌在多形性腺瘤中，可见核分裂象（HE 染色，400×）

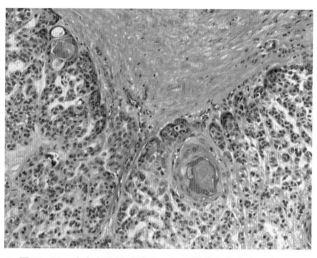

▲ 图 23-34 癌在多形性腺瘤中，可见鳞状上皮化生及角化（HE 染色，200×）

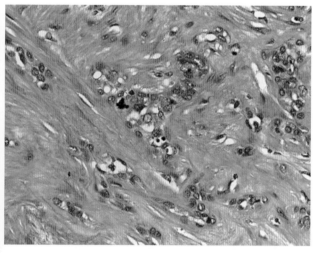

▲ 图 23-32 癌在多形性腺瘤中，可见核分裂象（HE 染色，400×）

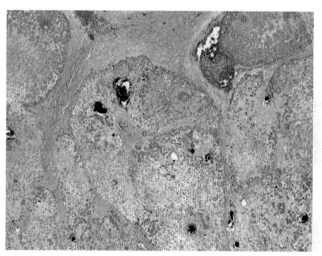

▲ 图 23-35 癌在多形性腺瘤中，可见微钙化（HE 染色，40×）

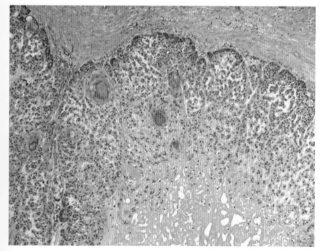

▲ 图 23-33 癌在多形性腺瘤中，可见鳞状上皮细胞化生及角化（HE 染色，100×）

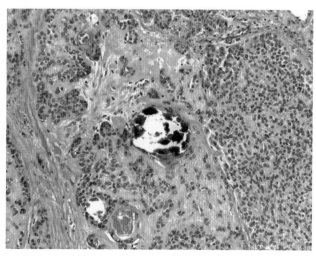

▲ 图 23-36 癌在多形性腺瘤中，可见微钙化（HE 染色，200×）

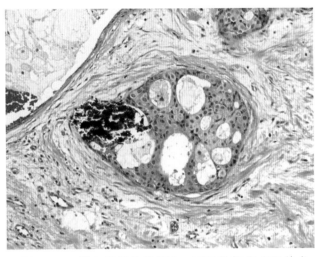

▲ 图 23-37　癌在多形性腺瘤中，可见微钙化（HE 染色，200×）

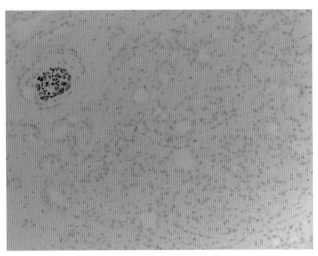

▲ 图 23-39　癌在多形性腺瘤中，免疫组化染色阴性（S-100，200×）

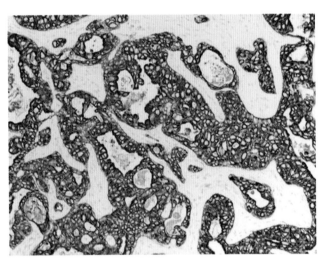

▲ 图 23-38　癌在多形性腺瘤中，免疫组化染色呈弥漫阳性（AE1/AE3，200×）

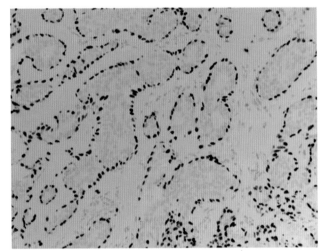

▲ 图 23-40　癌在多形性腺瘤中，肌上皮细胞免疫组化染色阳性（p63，200×）

推 荐 阅 读

[1] Altemani A, Martins MT, Freitas L, Soares F, Araujo NS, Araujo VC. Carcinoma ex pleomorphic adenoma (CXPA): immunoprofile of the cells involved in carcinomatous progression. Histopathology. 2005;46:635–41.

[2] Antony J, Gopalan V, Smith RA, Lam AK. Carcinoma ex pleomorphic adenoma: a comprehensive review of clinical, pathological and molecular data. Head Neck Pathol. 2012;6(1):1–9.

[3] Auclair PL, Ellis GL. Atypical features in salivary gland mixed tumors: their relationship to malignant transformation. Mod Pathol. 1996;9:652–7.

[4] Cohn ML, Callender DL, El-Naggar AK. Sebaceous carcinoma ex-pleomorphic adenoma: a rare phenotypic occurrence. Ann Diagn Pathol. 2004;8(4):224–6.

[5] Di Palma S. Carcinoma ex pleomorphic adenoma, with particular emphasis on early lesions. Head Neck Pathol.

2013;7(Suppl 1):S68–76.

[6] Di Palma S, Skalova A, Vanieek T, Simpson RH, Starek I, Leivo I. Non-invasive (intracapsular) carcinoma ex pleomorphic adenoma: recognition of focal carcinoma by HER-2/neu and MIB1 immunohistochemistry. Histopathology. 2005;46(2):144–52.

[7] Griffith CC, Thompson LD, Assaad A, Purgina BM, Lai C, Bauman JE, et al. Salivary duct carcinoma and the concept of early carcinoma ex pleomorphic adenoma. Histopathology. 2014;65:854–60.

[8] Katabi N, Ghossein R, Ho A, Dogan S, Zhang L, Sung YS, et al. Consistent PLAG1 and HMGA2 abnormalities distinguish carcinoma ex-pleomoprhic adenoma from its de novo counterparts. Hum Pathol. 2015;46:26–33.

[9] Katabi N, Gomez D, Klimstra DS, Carlson DL, Lee N, Ghossein R. Prognostic factors of recurrence in salivary carcinoma ex pleomorphic adenoma, with emphasis on the carcinoma histologic subtype: a clinicopathologic study of 43 cases. Hum Pathol. 2010;41:927–34.

[10] Kim JW, Kwon GY, Roh JL, Choi SH, Nam SY, Kim SY, et al. Carcinoma ex pleomorphic adenoma of the salivary glands: distinct clinicopathologic features and immunoprofiles between subgroups according to cellular differentiation. J Korean Med Sci. 2011;26:1277–85.

[11] Klijanienko J, El-Naggar AK, Servois V, Rodriguez J, Validire P, Vielh P. Mucoepidermoid carcinoma ex pleomorphic adenoma: nonspecific preoperative cytologic findings in six cases. Cancer. 1998;84:231–4.

[12] Klijanienko J, El-Naggar AK, Vielh P. Fine-needle sampling findings in 26 carcinoma ex pleomorphic adenomas. Diagn Cytopathol. 1999;21:163–6.

[13] Lewis JE, Olsen KD, Sebo TJ. Carcinoma ex pleomorphic adenoma: pathologic analysis of 73 cases. Hum Pathol. 2001;32:596–604.

[14] Li Volsi VA, Perzin KH, LiVolsi VA. Malignant mixed tumors arising in salivary glands I. Carcinomas arising in benign mixed tumors: a clinicopathologic study. Cancer. 1977;39:2209–30.

[15] Nakamori K, Ohuchi T, Hasegawa T, Hiratsuka H. Carcinoma ex pleomorphic adenoma of the buccal region is composed of salivary duct carcinoma and squamous cell carcinoma components. Int J Oral Maxillofac Surg. 2009;38(10):1116–8.

[16] Nigam S, Kumar N, Jain S. Cytomorphologic spectrum of carcinoma ex pleomorphic adenoma. Acta Cytol. 2004;48(3):309–14.

[17] Tortoledo ME, Luna MA, Batsakis JG. Carcinomas ex pleomorphic adenoma and malignant mixed tumors. Histomorphologic indexes. Arch Otolaryngol. 1984;110:172–6.

[18] Weiler C, Zengel P, van der Wal JE, Guntinas-Lichius O, Schwarz S, Harrison JD, et al. Carcinoma ex pleomorphic adenoma with special reference to the prognostic significance of histological progression: a clinicopathological investigation of 41 cases. Histopathology. 2011;59(4):741–50.

第 24 章
多形性腺癌
Polymorphous Adenocarcinoma

　　多形性腺癌可发生于儿童和成人，平均发病年龄约 60 岁。女性比男性发病率更高。大多数病例发生于小涎腺，表现为单个或多个肿块。大多数多形性腺癌为低至中度恶性肿瘤。多形性腺癌可以是局限性或浸润性的，几乎完全由一种细胞（导管细胞）组成，并呈现多种结构模式（实体型、小梁状型、筛状型和囊状型）（图 24-1 至图 24-28）。

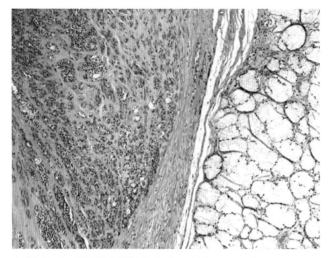

▲ 图 24-1　局限性多形性腺癌（HE 染色，100×）

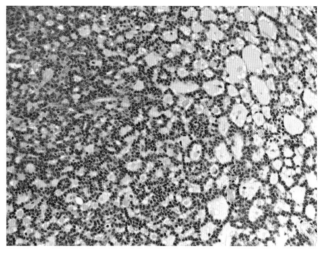

▲ 图 24-4　多形性腺癌，可见导管细胞（HE 染色，200×）

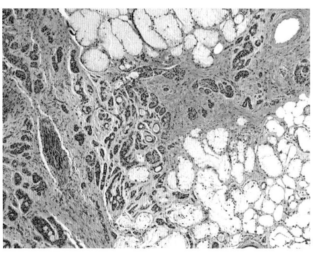

▲ 图 24-2　浸润性多形性腺癌（HE 染色，100×）

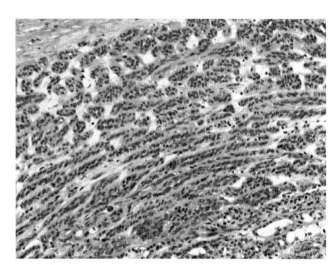

▲ 图 24-5　多形性腺癌，可见导管细胞（HE 染色，200×）

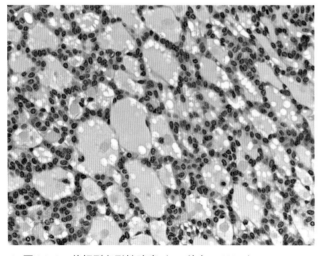

▲ 图 24-3　单相型多形性腺癌（HE 染色，400×）

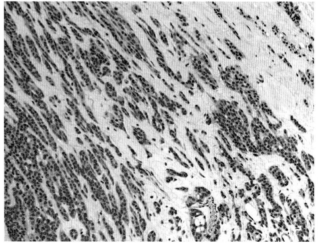

▲ 图 24-6　多形性腺癌，可见导管细胞（HE 染色，200×）

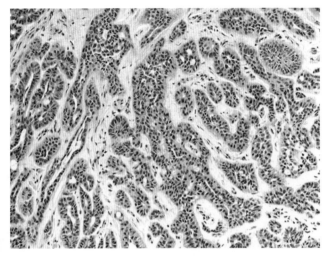

▲ 图 24-7 多形性腺癌，可见导管细胞（HE 染色，200×）

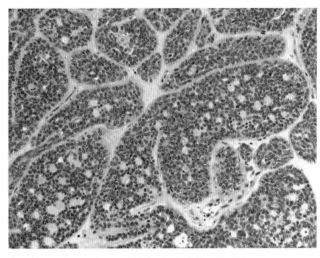

▲ 图 24-10 筛状多形性腺癌（HE 染色，100×）

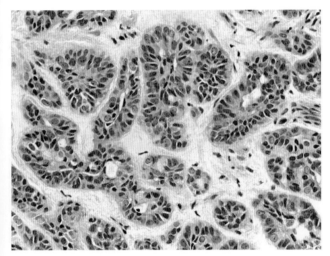

▲ 图 24-8 多形性腺癌，可见导管细胞（HE 染色，400×）

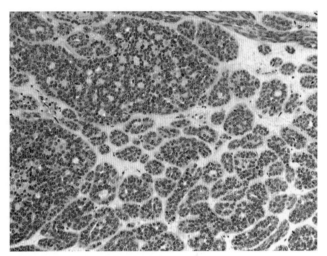

▲ 图 24-11 筛状多形性腺癌（HE 染色，200×）

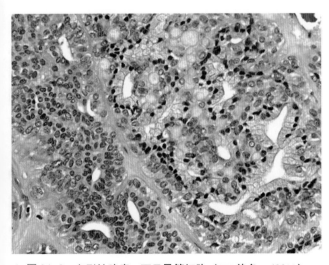

▲ 图 24-9 多形性腺癌，可见导管细胞（HE 染色，400×）

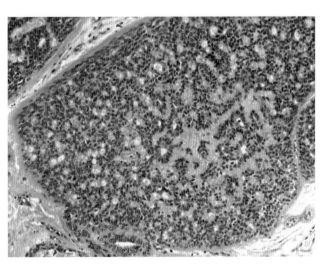

▲ 图 24-12 筛状多形性腺癌（HE 染色，200×）

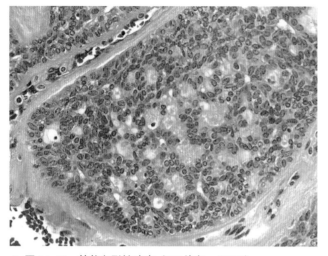

▲ 图 24-13　筛状多形性腺癌（HE 染色，400×）

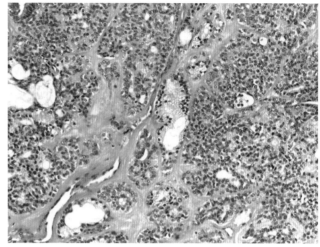

▲ 图 24-16　多形性腺癌，可见黏液化生（HE 染色，200×）

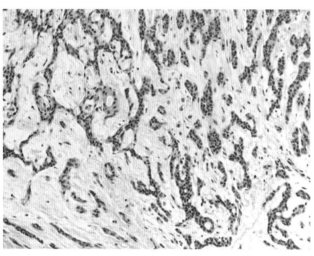

▲ 图 24-14　多形性腺癌，可见黏液样基质（HE 染色，200×）

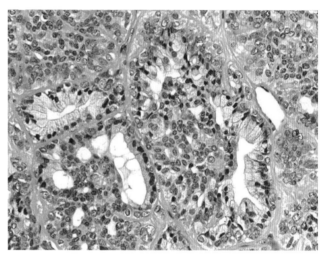

▲ 图 24-17　多形性腺癌，可见黏液化生（HE 染色，400×）

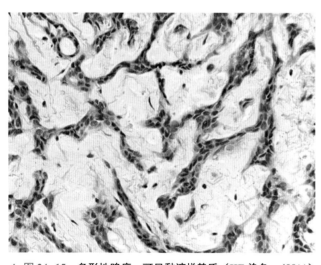

▲ 图 24-15　多形性腺癌，可见黏液样基质（HE 染色，400×）

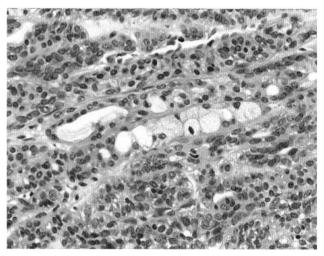

▲ 图 24-18　多形性腺癌，可见黏液化生（HE 染色，400×）

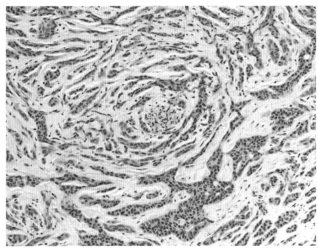

▲ 图 24-19 亲神经性多形性腺癌（HE 染色，200×）

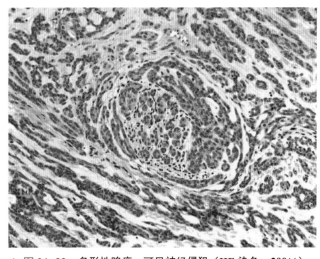

▲ 图 24-22 多形性腺癌，可见神经侵犯（HE 染色，200×）

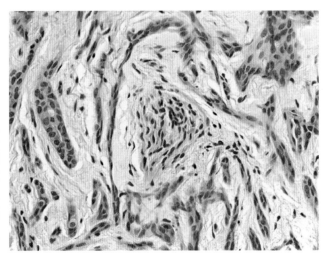

▲ 图 24-20 亲神经性多形性腺癌（HE 染色，400×）

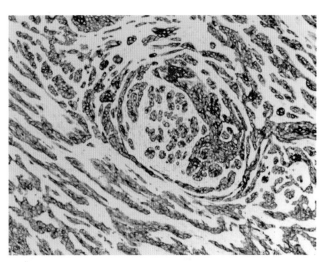

▲ 图 24-23 多形性腺癌，免疫组化染色呈弥漫阳性（AE1/AE3，200×）

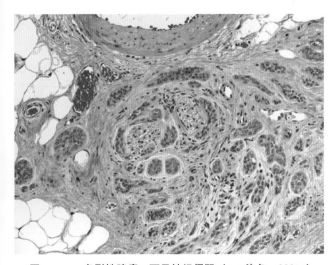

▲ 图 24-21 多形性腺癌，可见神经侵犯（HE 染色，200×）

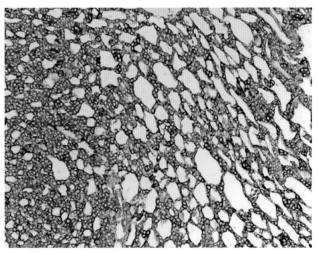

▲ 图 24-24 多形性腺癌，免疫组化染色呈弥漫阳性（AE1/AE3，200×）

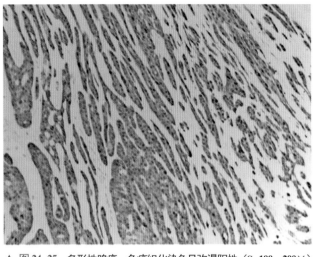

▲ 图 24-25 多形性腺癌，免疫组化染色呈弥漫阳性（S-100, 200×）

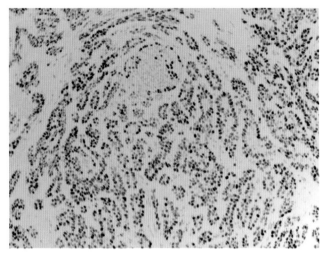

▲ 图 24-27 多形性腺癌，免疫组化染色呈弥漫阳性（p63, 200×）

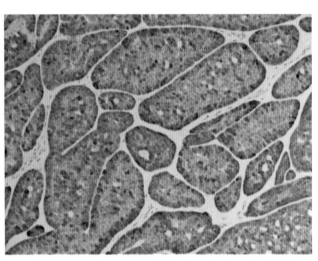

▲ 图 24-26 多形性腺癌，免疫组化染色呈弥漫阳性（S-100, 200×）

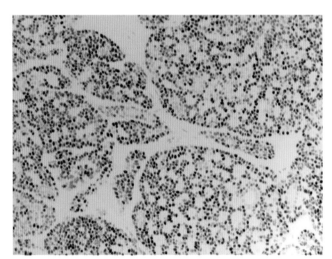

▲ 图 24-28 多形性腺癌，免疫组化染色呈弥漫阳性（p63, 200×）

推 荐 阅 读

[1] Darling MR, Schneider JW, Phillips VM. Polymorphous low-grade adenocarcinoma and adenoid cystic carcinoma: a review and comparison of immunohistochemical markers. Oral Oncol. 2002;38(7):641–5.

[2] Edwards PC, Bhuiya T, Kelsch RD. C-kit expression in the salivary gland neoplasms adenoid cystic carcinoma, polymorphous low-grade adenocarcinoma, and monomorphic adenoma. Oral Surg Oral Med Oral Pathol Oral Radiol Endod. 2003;95(5):586–93.

[3] Edwards PC, Bhuiya T, Kelsch RD. Assessment of p63 expression in the salivary gland neoplasms adenoid cystic carcinoma, polymorphous low-grade adenocarcinoma, and basal cell and canalicular adenomas. Oral Surg Oral Med Oral Pathol Oral Radiol Endod. 2004;97(5):613–9.

[4] Evans HL, Luna MA. Polymorphous low-grade adenocarcinoma: a study of 40 cases with long-term follow up and an

evaluation of the importance of papillary areas. Am J Surg Pathol. 2000;24(10):1319–28.

[5] Martins C, Fonseca I, Roque L, Ribeiro C, Soares J. Cytogenetic similarities between two types of salivary gland carcinomas: adenoid cystic carcinoma and polymorphous low-grade adenocarcinoma. Cancer Genet Cytogenet. 2001;128(2):130–6.

[6] Penner CR, Folpe AL, Budnick SD. C-kit expression distinguishes salivary gland adenoid cystic carcinoma from polymorphous lowgrade adenocarcinoma. Mod Pathol. 2002;15(7):687–91.

[7] Saenz-Santamaria J, Catalina-Fernandez I. Polymorphous low-grade adenocarcinoma of the salivary gland. Diagnosis by fine needle aspiration cytology. Acta Cytol. 2004;48(1):52–6.

[8] Simpson RH, Pereira EM, Ribeiro AC, Abdulkadir A, Reis-Filho JS. Polymorphous low-grade adenocarcinoma of the salivary glands with transformation to high-grade carcinoma. Histopathology. 2002;41(3):250–9.

第 25 章
涎腺导管癌
Salivary Duct Carcinoma

涎腺导管癌好发于成人，平均发病年龄约 60 岁。女性比男性的发病率低。大多数病例发生于腮腺，表现为单发或多发肿块。涎腺导管癌多为高级别恶性肿瘤。涎腺导管癌呈浸润性生长，几乎完全由一种细胞类型（导管细胞）组成，可呈现出多种结构模式（实体型、小梁状型、筛状型、乳头状型和囊状型）（图 25-1 至图 25-27）。

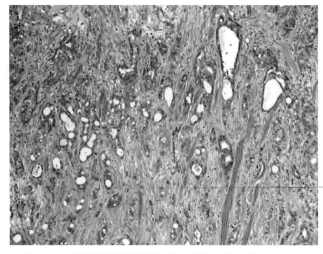

▲ 图 25-1　浸润性涎腺导管癌（HE 染色，100×）

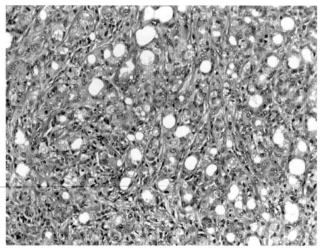

▲ 图 25-4　涎腺导管癌，可见微囊（HE 染色，200×）

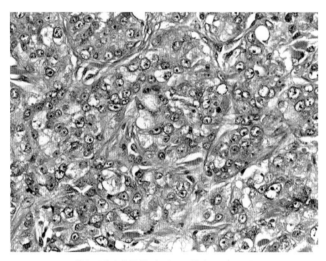

▲ 图 25-2　单相型涎腺导管癌（HE 染色，400×）

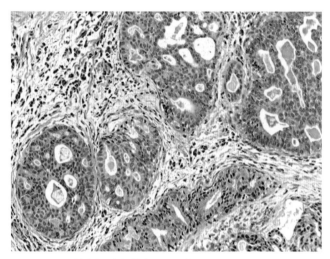

▲ 图 25-5　筛状涎腺导管癌（HE 染色，200×）

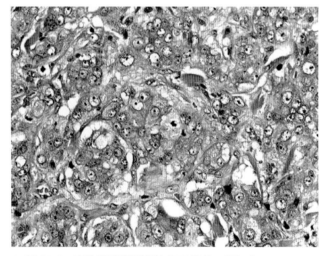

▲ 图 25-3　实体型涎腺导管癌（HE 染色，400×）

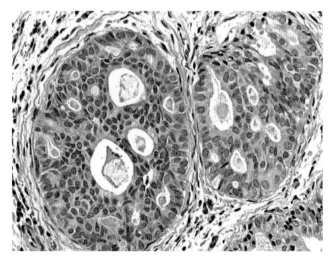

▲ 图 25-6　筛状涎腺导管癌（HE 染色，400×）

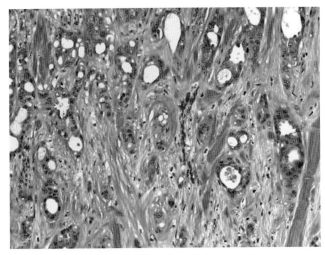

▲ 图 25-7　小梁状涎腺导管癌（HE 染色，200×）

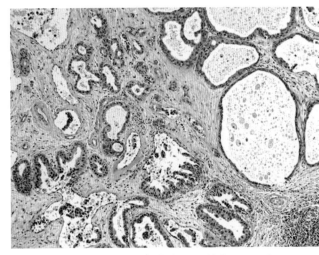

▲ 图 25-10　微乳头状涎腺导管癌（HE 染色，100×）

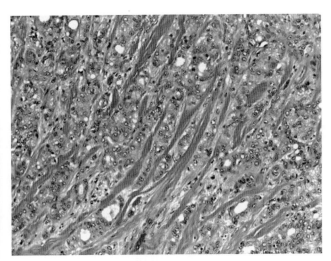

▲ 图 25-8　小梁状涎腺导管癌（HE 染色，200×）

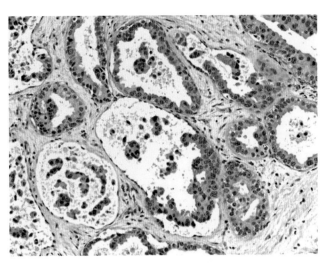

▲ 图 25-11　微乳头状涎腺导管癌（HE 染色，200×）

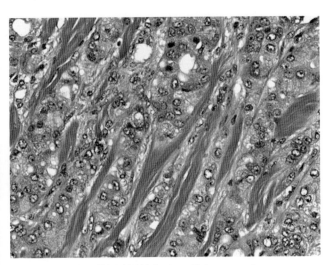

▲ 图 25-9　小梁状涎腺导管癌（HE 染色，400×）

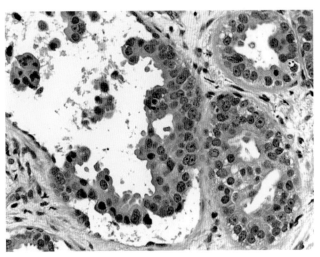

▲ 图 25-12　微乳头状涎腺导管癌（HE 染色，400×）

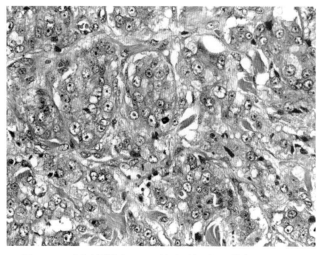

▲ 图 25-13　涎腺导管癌，可见核分裂象（HE 染色，400×）

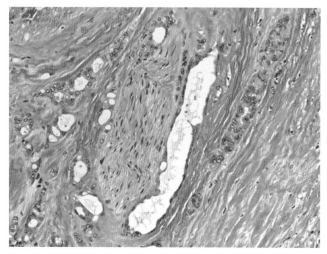

▲ 图 25-16　涎腺导管癌，可见神经侵犯（HE 染色，200×）

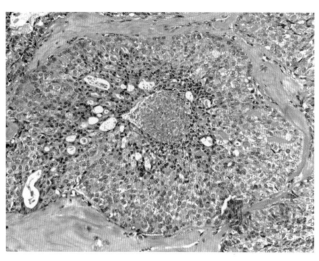

▲ 图 25-14　涎腺导管癌，可见坏死（HE 染色，200×）

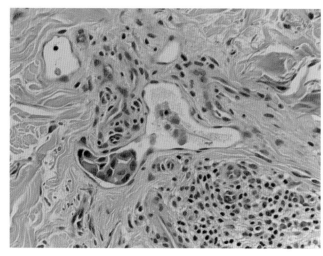

▲ 图 25-17　涎腺导管癌，可见血管淋巴管侵犯（HE 染色，400×）

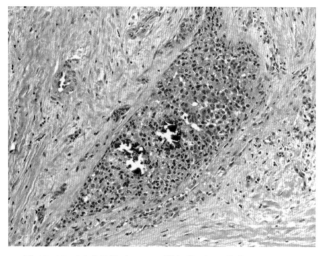

▲ 图 25-15　涎腺导管癌，可见微钙化（HE 染色，200×）

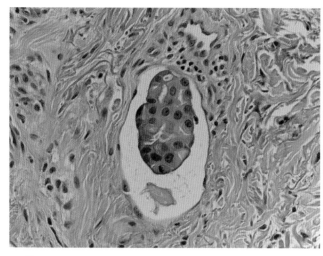

▲ 图 25-18　涎腺导管癌，可见血管淋巴管侵犯（HE 染色，400×）

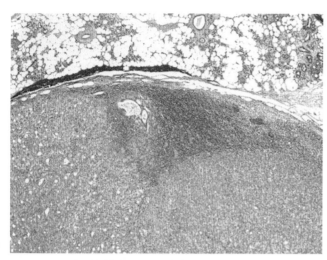

▲ 图 25-19　涎腺导管癌，可见腮腺淋巴结转移（HE 染色，400×）

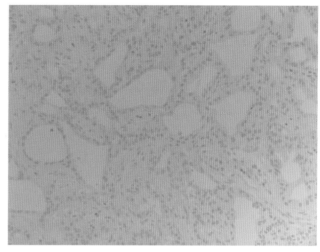

▲ 图 25-22　涎腺导管癌，免疫组化染色阴性（S-100，200×）

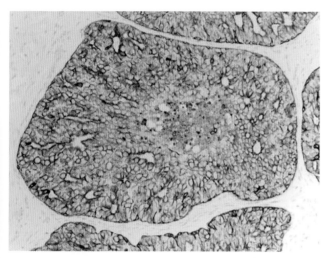

▲ 图 25-20　涎腺导管癌，免疫组化染色呈弥漫阳性（AE1/AE3，200×）

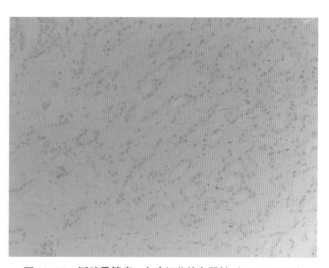

▲ 图 25-23　涎腺导管癌，免疫组化染色阴性（p63，200×）

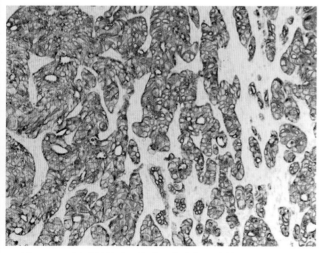

▲ 图 25-21　涎腺导管癌，免疫组化染色呈弥漫阳性（AE1/AE3，200×）

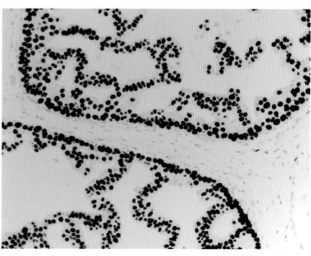

▲ 图 25-24　涎腺导管癌，免疫组化染色呈弥漫阳性（AR，200×）

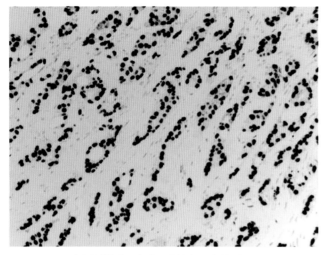

▲ 图 25-25　涎腺导管癌，免疫组化染色呈弥漫阳性（**AR**，200×）

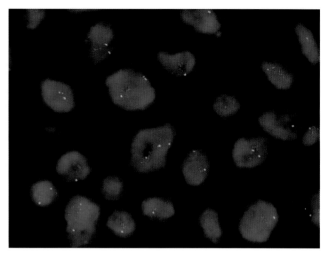

▲ 图 25-27　涎腺导管癌，可见 *HER2* 扩增（荧光原位杂交，600×）

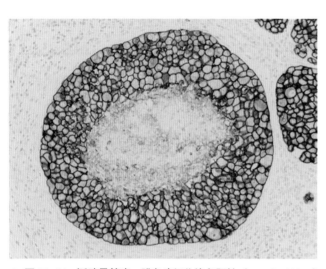

▲ 图 25-26　涎腺导管癌，膜免疫组化染色阳性（**HER2**，200×）

推 荐 阅 读

[1] Salivary duct carcinoma in major and minor salivary glands. J Craniomaxillofac Surg. 1989;17(8):373.

[2] Barnes L, Rao U, Contis L, Krause J, Schwartz A, Scalamogna P. Salivary duct carcinoma. Part II. Immunohistochemical evaluation of 13 cases for estrogen and progesterone receptors, cathepsin D, and c-erbB-2 protein. Oral Surg Oral Med Oral Pathol. 1994a;78(1):74–80.

[3] Barnes L, Rao U, Krause J, Contis L, Schwartz A, Scalamogna P. Salivary duct carcinoma. Part I. A clinicopathologic evaluation and DNA image analysis of 13 cases with review of the literature. Oral Surg Oral Med Oral Pathol. 1994b;78(1):64–73.

[4] Brandwein MS, Jagirdar J, Patil J, Biller H, Kaneko M. Salivary duct carcinoma (cribriform salivary carcinoma of excretory ducts). A clinicopathologic and immunohistochemical study of 12 cases. Cancer. 1990;65(10):2307–14.

[5] Delgado R, Vuitch F, Albores-Saavedra J. Salivary duct carcinoma. Cancer. 1993;72(5):1503–12.

[6] Etges A, Pinto DS Jr, Kowalski LP, Soares FA, Araujo VC. Salivary duct carcinoma: immunohistochemical profile of an aggressive salivary gland tumour. J Clin Pathol. 2003;56(12):914–8.

[7] Fan CY, Wang J, Barnes EL. Expression of androgen receptor and prostatic specific markers in salivary duct carcinoma: an immunohistochemical analysis of 13 cases and review of the literature. Am J Surg Pathol. 2000;24(4):579–86.

[8] Fan CY, Melhem MF, Hosal AS, Grandis JR, Barnes EL. Expression of androgen receptor, epidermal growth factor receptor, and transforming growth factor alpha in salivary duct carcinoma. Arch Otolaryngol Head Neck Surg. 2001;127(9):1075–9.

[9] Fayemi AO, Toker C. Salivary duct carcinoma. Arch Otolaryngol. 1974;99(5):366–8.

[10] Garland TA, Innes DJ Jr, Fechner RE. Salivary duct carcinoma: an analysis of four cases with review of literature. Am J Clin Pathol. 1984;81(4):436–41.

[11] Henley JD, Seo IS, Dayan D, Gnepp DR. Sarcomatoid salivary duct carcinoma of the parotid gland. Hum Pathol. 2000;31:208–13.

[12] Jaehne M, Dippel A, Sagowski C. Salivary duct carcinoma of the submandibular gland. HNO. 2005a;53(11):940–4.

[13] Jaehne M, Roeser K, Jaekel T, Schepers JD, Albert N, Loning T. Clinical and immunohistologic typing of salivary duct carcinoma: a report of 50 cases. Cancer. 2005b;103(12):2526–33.

[14] Jayaprakash V, Merizanu M, Warren GW, Arshad H, Hicks WL Jr, Rigual NR, et al. Survival rates and prognostic factors for infiltrating salivary duct carcinoma: analysis of 228 cases from the surveillance, epidemiology, and end results database. Head Neck. 2014;36:694–701.

[15] Kusafuka K, Onitsuka T, Muramatsu K, Miki T, Murai C, Suda T, et al. Salivary duct carcinoma with rhabdoid features: report of 2 cases with immunohistochemical and ultrastructural analyses. Head Neck. 2014;36:E28–35.

[16] Lewis JE, McKinney BC, Weiland LH, Ferreiro JA, Olsen KD. Salivary duct carcinoma. Clinicopathologic and immunohistochemical review of 26 cases. Cancer. 1996;77(2):223–30.

[17] Martinez-Barba E, Cortes-Guardiola JA, Minguela-Puras A, Torroba-Caron A, Mendez-Trujillo S, Bermejo-Lopez J. Salivary duct carcinoma: clinicopathological and immunohistochemical studies. J Craniomaxillofac Surg. 1997;25(6):328–34.

[18] Masubuchi T, Tada Y, Maruya SI, Osamura Y, Kamata SE, Miura K, et al. Clinicopathological significance of androgen receptor, HER2, Ki-67 and EGFR expressions in salivary duct carcinoma. Int J Clin Oncol. 2015;20(1):35–44.

[19] Moriki T, Ueta S, Takahashi T, Mitani M, Ichien M. Salivary duct carcinoma: cytologic characteristics and application of androgen receptor immunostaining for diagnosis. Cancer. 2001;93(5):344–50.

[20] Nabili V, Tan JW, Bhuta S, Sercarz JA, Head CS. Salivary duct carcinoma: a clinical and histologic review with implications for trastuzumab therapy. Head Neck. 2007;29(10):907–12.

[21] Nagao T, Gaffey TA, Visscher DW, Kay PA, Minato H, Serizawa H, et al. Invasive micropapillary salivary duct carcinoma: a distinct histologic variant with biologic significance. Am J Surg Pathol. 2004;28(3):319–26.

[22] Ponniah I, Murali GM, SureshKumar P, Kumaran MG, Shaheen A. Salivary duct carcinoma of the palate. Indian J Dent Res. 2005;16(4):167–70.

[23] Roh JL, Cho KJ, Kwon GY, Choi SH, Nam SY, Kim SY. Prognostic values of pathologic findings and hypoxia markers in 21 patients with salivary duct carcinoma. J Surg Oncol. 2008;97(7):596–600.

[24] Shimizu A, Yamane M, Ito H, Araki S, Yoshida T, Suzuki M. Clinicopathological study of salivary duct carcinoma. Nihon Jibiinkoka Gakkai Kaiho. 2002;105(6):727–31.

[25] Simpson RH. Salivary duct carcinoma: new developments-morphological variants including pure in situ high-grade lesions: proposed molecular classification. Head Neck Pathol. 2013;7(Suppl 1):S48–58.

[26] Simpson RHW, Desai S, Di Palma S. Salivary duct carcinoma in situ of the parotid gland. Histopathology. 2008;53(4):416–25.

[27] Skalova A. Starek, Kucerova V, Szepe P, plank L. salivary duct carcinoma—a highly aggressive salivary gland tumor with HER-2/neu oncoprotein overexpression. Pathol Res Pract. 2001;197(9):621–6.

[28] Skalova A, Starek I, Vanecek T, Kucerova V, Plank L, Szepe P. Amplification and overexpression of HER-2/neu in parotid gland salivary duct carcinoma. Immunohistochemical study and fluorescence in situ hybridization. Cesk Patol. 2002;38(Suppl 1):27–34.

[29] Williams L, Thompson LD, Seethala RR, Weinreb I, Assaad AM, Tuluc M, et al. Salivary duct carcinoma: the predominance of apocrine morphology, prevalence of histologic variants, and androgen receptor expression. Am J Surg Pathol. 2015;39:705–13.

第 26 章
分泌性癌
Secretory Carcinoma

分泌性癌可发生于儿童和成人，平均发病年龄约 45 岁。男女发病率相似。大多数病例发生于腮腺，表现为单发或多发肿块。大多数分泌性癌为低到中级别恶性肿瘤；然而，有小部分高级别转化（坏死、核分裂象增多和细胞异型）的病例易复发、淋巴结受累和远处转移。分泌性癌可以是局限性的，也可以是浸润性的，由多种细胞组成，并呈现多种结构模式（实体型、滤泡状型、乳头状型和囊状型）（图 26-1 至图 26-30）。

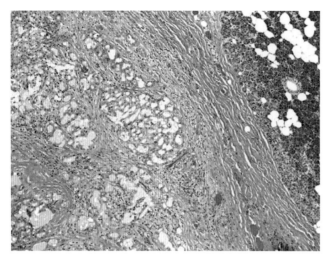

▲ 图 26-1　局限性分泌性癌（HE 染色，100×）

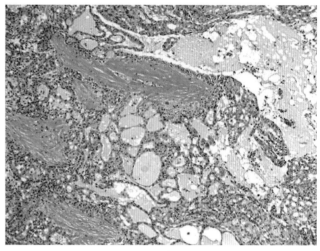

▲ 图 26-4　滤泡状分泌性癌（HE 染色，100×）

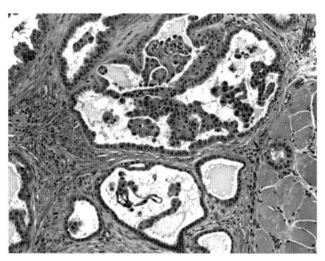

▲ 图 26-2　浸润性分泌性癌（HE 染色，200×）

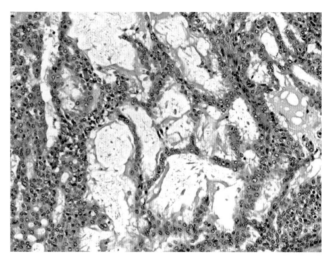

▲ 图 26-5　滤泡状分泌性癌（HE 染色，200×）

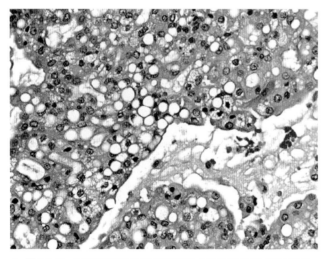

▲ 图 26-3　三相型或包含更多结构模式的分泌性癌（HE 染色，400×）

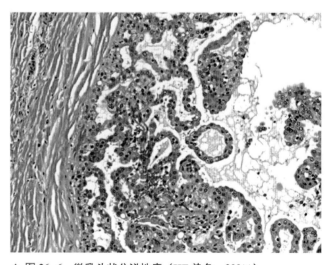

▲ 图 26-6　微乳头状分泌性癌（HE 染色，200×）

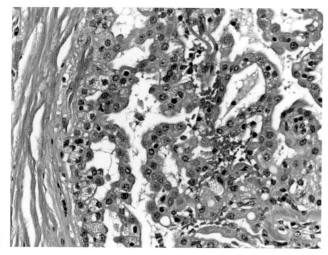

▲ 图 26-7　微乳头状分泌性癌（HE 染色，400×）

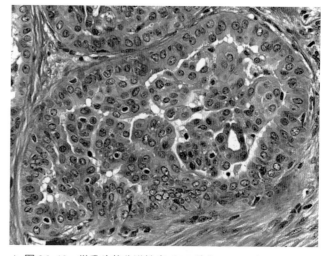

▲ 图 26-10　微乳头状分泌性癌（HE 染色，400×）

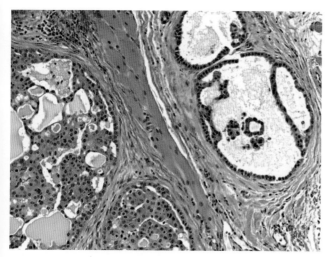

▲ 图 26-8　微乳头状分泌性癌（HE 染色，200×）

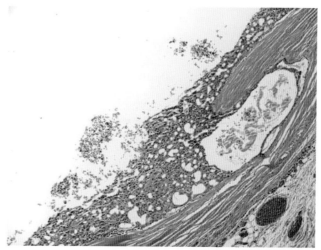

▲ 图 26-11　囊状分泌性癌（HE 染色，100×）

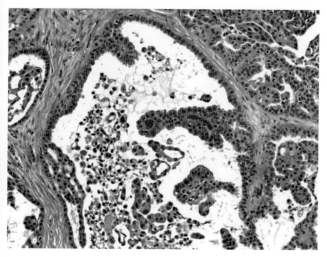

▲ 图 26-9　微乳头状分泌性癌（HE 染色，200×）

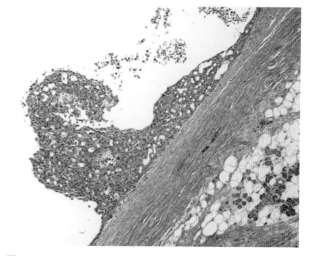

▲ 图 26-12　囊状分泌性癌（HE 染色，100×）

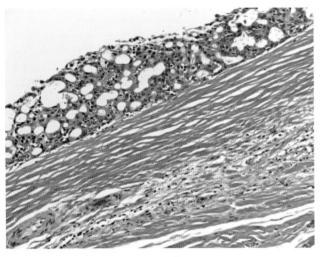

▲ 图 26-13　囊状分泌性癌（HE 染色，200×）

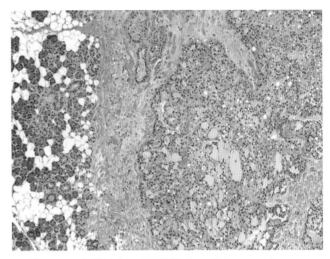

▲ 图 26-16　分泌性癌，可见微囊（HE 染色，100×）

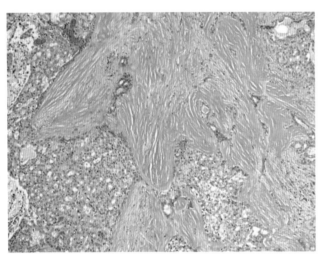

▲ 图 26-14　分泌性癌，可见微囊（HE 染色，100×）

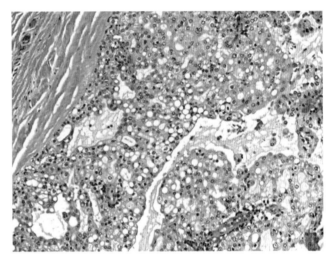

▲ 图 26-17　分泌性癌，可见微囊（HE 染色，200×）

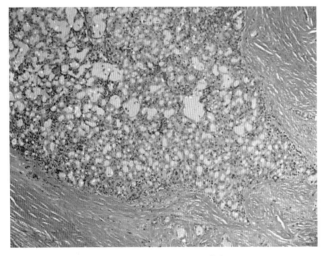

▲ 图 26-15　分泌性癌，可见微囊（HE 染色，100×）

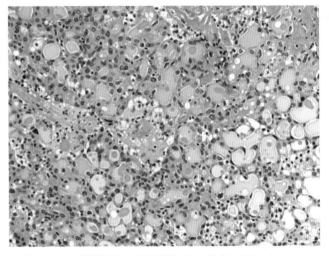

▲ 图 26-18　分泌性癌，可见微囊（HE 染色，200×）

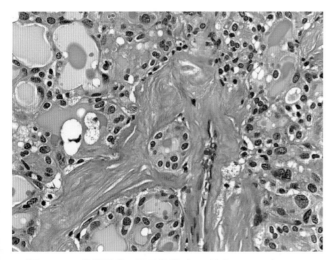

▲ 图 26-19　分泌性癌，可见微囊（HE 染色，400×）

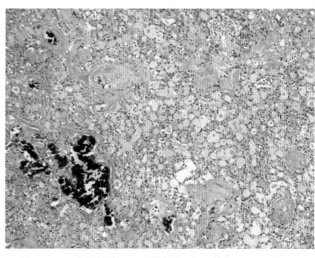

▲ 图 26-22　分泌性癌，可见微钙化（HE 染色，100×）

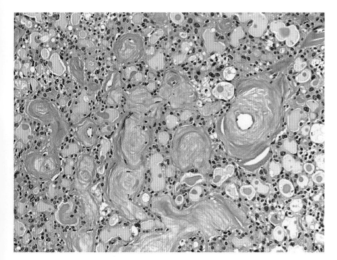

▲ 图 26-20　分泌性癌，可见玻璃样变（HE 染色，200×）

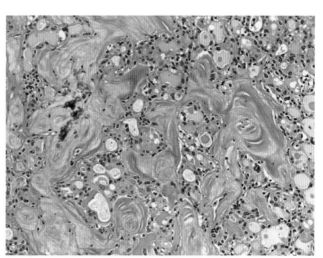

▲ 图 26-23　分泌性癌，可见微钙化（HE 染色，200×）

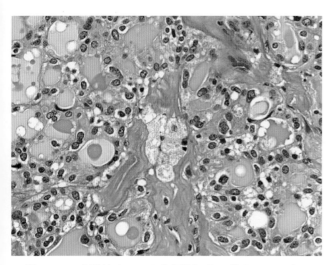

▲ 图 26-21　分泌性癌，可见玻璃样变（HE 染色，400×）

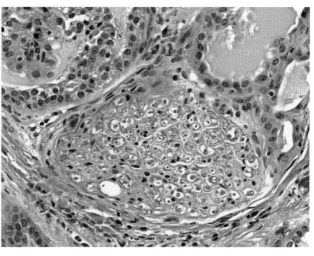

▲ 图 26-24　分泌性癌，可见神经侵犯（HE 染色，400×）

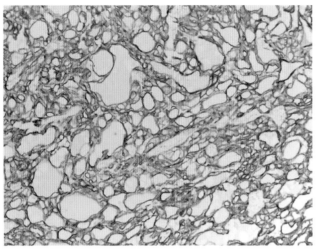

▲ 图 26-25　分泌性癌，免疫组化染色呈弥漫阳性（AE1/AE3，200×）

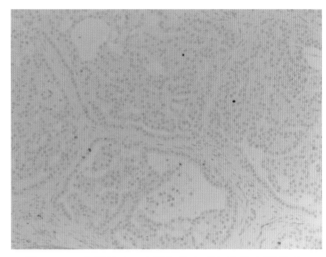

▲ 图 26-28　分泌性癌，少数细胞免疫组化染色阳性（p63，200×）

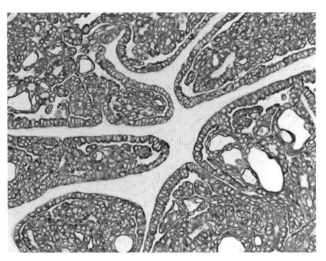

▲ 图 26-26　分泌性癌，免疫组化染色呈弥漫阳性（AE1/AE3，200×）

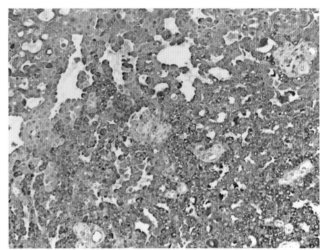

▲ 图 26-29　分泌性癌，免疫组化染色呈弥漫阳性（Mammaglobin，200×）

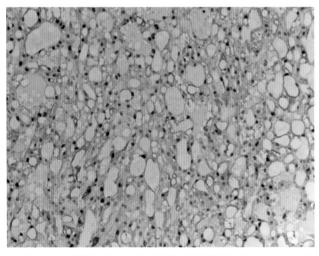

▲ 图 26-27　分泌性癌，免疫组化染色呈弥漫阳性（S-100，200×）

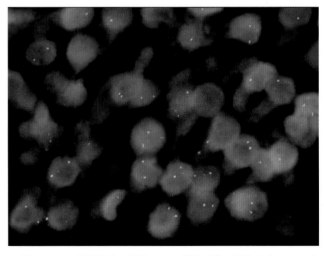

▲ 图 26-30　分泌性癌，可见 ETV6 重排（荧光原位杂交，600×）

推 荐 阅 读

[1] Bishop JA. Unmasking MASC; bringing to light the unique morphologic, immunohistochemical and genetic features of the newly recognized mammary analogue secretory carcinoma of salivary glands. Head Neck Pathol. 2013;7:35–9.

[2] Bishop JA, Yonescu R, Batista DA, Westra WH, Ali SZ. Cytopathologic features of mammary analogue secretory carcinoma. Cancer Cytopathol. 2013a;121:228–33.

[3] Bishop JA, Yonescu R, Batista D, Eisele DW, Westra WH. Most nonparotid "acinic cell carcinomas" represent mammary analog secretory carcinomas. Am J Surg Pathol. 2013b;37:1053–7.

[4] Chenevert J, Duvvuri U, Chiosea S, Dacic S, Cieply K, Kim J, et al. DOG1: a novel marker of salivary acinar and intercalated duct differentiation. Mod Pathol. 2012;25:919–29.

[5] Chiosea SI, Griffith C, Assaad A, Seethala RR. The profile of acinic cell carcinoma after recognition of mammary analog secretory carciona. Am J Surg Pathol. 2012a;36:343–50.

[6] Chiosea SI, Griffith C, Assaad A, Seethala RR. Clinicopathological characterization of mammary analogue secretory carcinoma of salivary glands. Histopathology. 2012b;61:387–94.

[7] Griffith CC, Stelow EB, Saqi A, Khalbuss WE, Schneider F, Chiosea SI, et al. The cytological features of mammary analogue secretory carcinoma: a series of 6 molecularly confirmed cases. Cancer Cytopathol. 2013;121:234–41.

[8] Majewska H, Skalova A, Stodulski D, Klimkova A, Steiner P, Stankiewicz C, et al. Mammary analogue secretory carcinoma of salivary glands: a new entity associated with ETV6 gene rearrangement. Virchows Arch. 2015;466:245–54.

[9] Pusztaszeri MP, Faquin WC. Update in salivary gland cytopathology: recent molecular advances and diagnostic applications. Semin Diagn Pathol. 2015;32:264–74.

[10] Samulski TD, LiVolsi VA, Baloch Z. The cytopathologic features of mammary analog secretory carcinoma and its mimics. Cytojournal. 2014;11:24.

[11] Sethi R, Kozin E, Remenschneider A, Meier J, VanderLaan P, Faquin W, et al. Mammary analogue secretory carcinoma: update on a new diagnosis of salivary gland malignancy. Laryngoscope. 2014;124:188–95.

[12] Shah AA, Wenig BM, LeGallo RD, Mills SE, Stelow EB. Morphology in conjunction with immunohistochemistry is sufficient for the diagnosis of mammary analogue secretory carcinoma. Head Neck Pathol. 2015;9:85–95.

[13] Skalova A. Mammary analogue secretory carcinoma of salivary gland origin: an update and expanded morphologic and immunohistochemical spectrum of a recently described entity. Head Neck Pathol. 2013;7(Suppl 1):S30–6.

[14] Skalova A, Vanecek T, Sima R, Laco J, Weinreb I, Perez-Ordonez B, et al. Mammary analogue secretory carcinoma of salivary glands, containing the ETV6-NTRK3 fusion gene: a hitherto undescribed salivary gland tumor entity. Am J Surg Pathol. 2010;34:599–608.

[15] Skalova A, Vanecek T, Majewska H, Laco J, Grossmann P, Simpson RH, et al. Mammary analogue secretory carcinoma of salivary glands with high-grade transformation: report of 3 cases with the ETV6-NTRK3 gene fusion and analysis of TP53, B-catenin, EGFR, and CCND1 genes. Am J Surg Pathol. 2014;38:23–33.

[16] Urano M, Nagao T, Miyabe S, Ishibashi K, Higuchi K, Kuroda M. Characterization of mammary analogue secretory carcinoma of the salivary gland: discrimination from its mimics by the presence of the ETV6-NTRK3 translocation and novel surrogate markers. Hum Pathol. 2015;46:94–103.

第 27 章
小细胞神经内分泌癌
Small Cell Neuroendocrine Carcinoma

小细胞神经内分泌癌可发生于儿童和成人，平均发病年龄约 65 岁。女性比男性发病率高。大多数病例发生于腮腺，表现为单发或多发肿块。大多数小细胞神经内分泌癌为高级别恶性肿瘤。小细胞神经内分泌癌可以是局限性的，也可以是浸润性的，几乎完全由一种细胞（神经内分泌细胞）组成，可呈现多种结构模式（实体型、器官型和条索状型）（图 27-1 至图 27-25）。

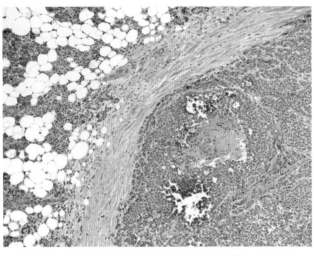

▲ 图 27-1　局限性小细胞神经内分泌癌（HE 染色，100×）

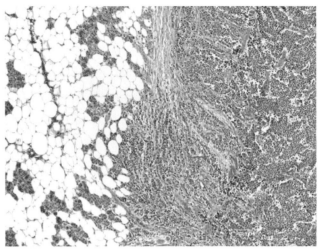

▲ 图 27-4　条索状小细胞神经内分泌癌（HE 染色，100×）

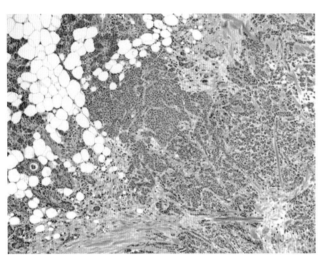

▲ 图 27-2　浸润性小细胞神经内分泌癌（HE 染色，100×）

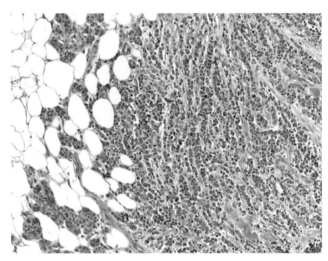

▲ 图 27-5　条索状小细胞神经内分泌癌（HE 染色，200×）

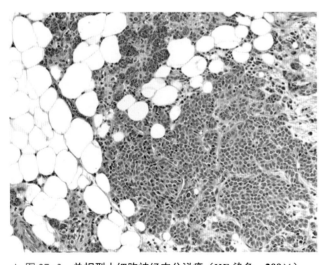

▲ 图 27-3　单相型小细胞神经内分泌癌（HE 染色，200×）

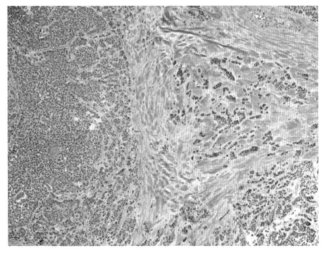

▲ 图 27-6　条索状小细胞神经内分泌癌（HE 染色，100×）

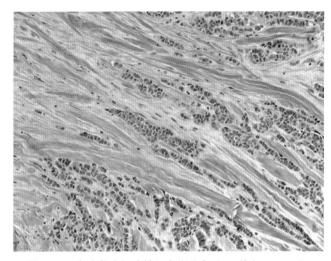

▲ 图 27-7　条索状小细胞神经内分泌癌（HE 染色，200×）

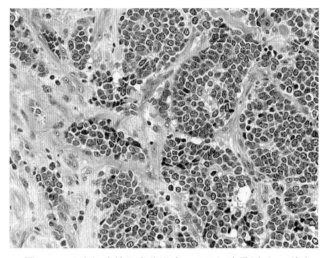

▲ 图 27-10　小细胞神经内分泌癌，可见细胞异型（HE 染色，400×）

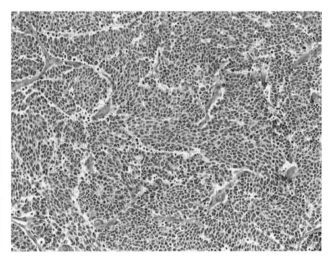

▲ 图 27-8　实体型小细胞神经内分泌癌（HE 染色，200×）

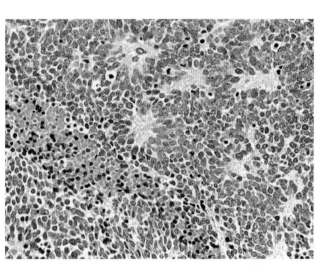

▲ 图 27-11　小细胞神经内分泌癌，可见核分裂象（HE 染色，400×）

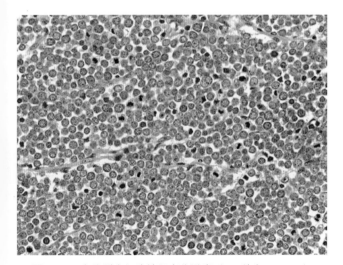

▲ 图 27-9　实体型小细胞神经内分泌癌（HE 染色，400×）

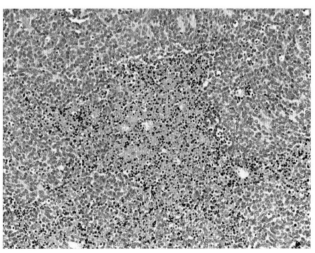

▲ 图 27-12　小细胞神经内分泌癌，可见坏死（HE 染色，200×）

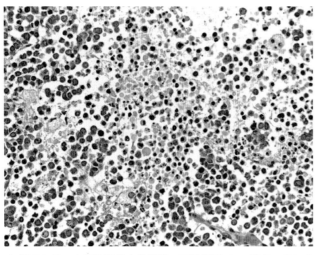

▲ 图 27-13　小细胞神经内分泌癌，可见坏死（HE 染色，400×）

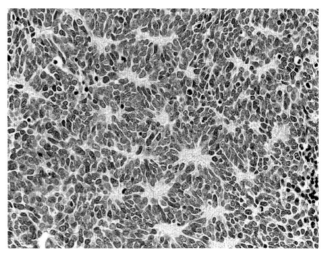

▲ 图 27-16　小细胞神经内分泌癌，可见菊形团（HE 染色，400×）

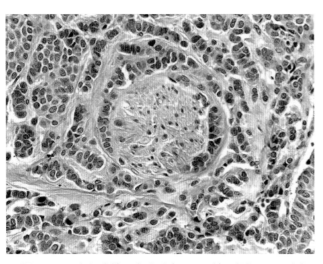

▲ 图 27-14　小细胞神经内分泌癌，可见神经侵犯（HE 染色，400×）

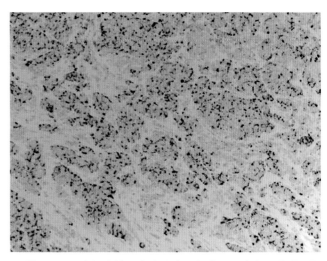

▲ 图 27-17　小细胞神经内分泌癌，免疫组化染色呈弥漫阳性（AE1/AE3，400×）

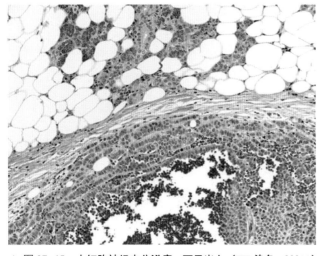

▲ 图 27-15　小细胞神经内分泌癌，可见出血（HE 染色，200×）

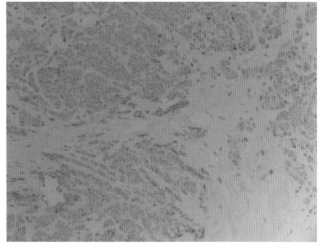

▲ 图 27-18　小细胞神经内分泌癌，免疫组化染色阴性（S-100，200×）

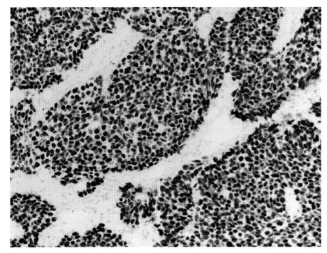

▲ 图 27-19　小细胞神经内分泌癌，免疫组化染色呈弥漫阳性（p63，200×）

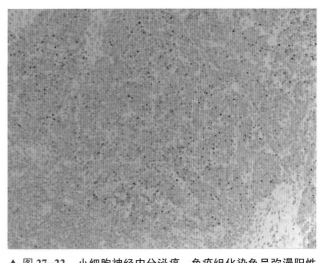

▲ 图 27-22　小细胞神经内分泌癌，免疫组化染色呈弥漫阳性（CK20，200×）

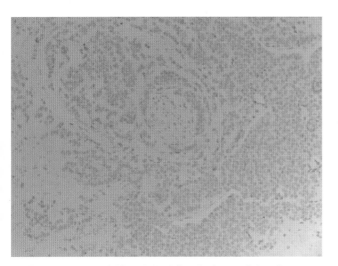

▲ 图 27-20　小细胞神经内分泌癌，免疫组化染色阴性（p63，200×）

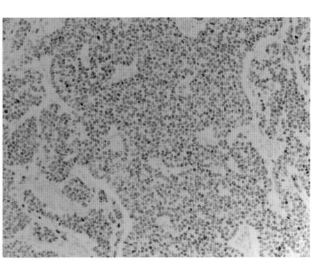

▲ 图 27-23　小细胞神经内分泌癌，免疫组化染色呈弥漫阳性（TTF-1，200×）

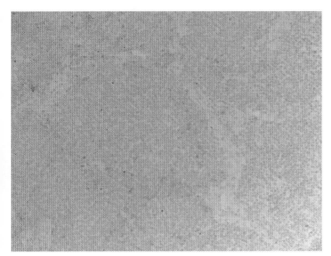

▲ 图 27-21　小细胞神经内分泌癌，免疫组化染色阴性（CK7，200×）

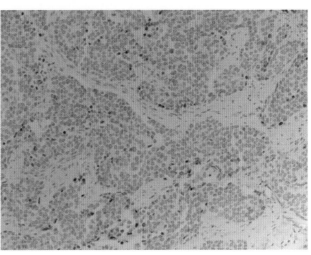

▲ 图 27-24　小细胞神经内分泌癌，免疫组化染色阴性（TTF-1，200×）

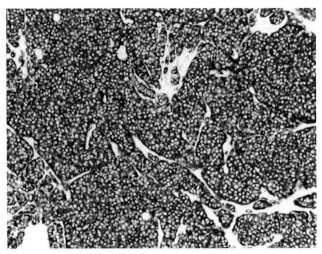

▲ 图 27-25　小细胞神经内分泌癌，免疫组化染色呈弥漫阳性
（Syn，200×）

推 荐 阅 读

[1] Casas P, Bernaldez R, Patron M, Lopez-Ferrer P, Garcia-Cabezas MA. Large cell neuroendocrine carcinoma of the parotid gland: case report and literature review. Auris Nasus Larynx. 2005;32: 89–93.

[2] Chernock RD, Duncavage EJ, Gnepp DR, El-Mofty SK, Lewis JS Jr. Absence of Merkel cell polyomavirus in primary parotid high-grade neuroendocrine carcinomas regardless of cytokeratin 20 immunophenotype. Am J Surg Pathol. 2011;35:1806–11.

[3] Cheuk W, Kwan MY, Suster S, Chan JK. Immunostaining for thyroid transcription factor 1 and cytokeratin 20 aids the distinction of small cell carcinoma from Merkel cell carcinoma, but not pulmonary from extrapulmonary small cell carcinomas. Arch Pathol Lab Med. 2001;125(2):228–31.

[4] Cimino-Matthews A, Lin BM, Chang SS, Boahene KD, Bishop JA. Small cell carcinoma ex-pleomorphic adenoma of the parotid gland. Head Neck Pathol. 2012;6:502–6.

[5] Galanis E, Frytak S, Lloyd RV. Extrapulmonary small cell carcinoma. Cancer. 1997;79(9):1729–36.

[6] Gnepp DR, Wick MR. Small cell carcinoma of the major salivary glands. An immunohistochemical study. Cancer. 1990;66(1):185–92.

[7] Kao HL, Chang WC, Li WY, Chia-Heng Li A, Fen-Yau LA. Head and neck large cell neuroendocrine carcinoma should be separated from atypical carcinoid on the basis of different clinical features, overall survival, and pathogenesis. Am J Surg Pathol. 2012;36:185–92.

[8] Kawaratani H, Tsujimoto T, Yoshikawa M, Kawanami F, Shirai Y, Yoshiji H, et al. Large cell neuroendocrine carcinoma presenting with neck swelling in the submandibular gland: a case report. J Med Case Rep. 2013;7:81.

[9] Nagao T, Gaffey TA, Olsen KD, Serizawa H, Lewis JE. Small cell carcinoma of the major salivary glands: clinicopathologic study with emphasis on cytokeratin 20 immunoreactivity and clinical outcome. Am J Surg Pathol. 2004;28(6):762–70.

[10] Nagao T, Sugano I, Ishida Y, Tajima Y, Munakata S, Asoh A, et al. Primary large-cell neuroendocrine carcinoma of the parotid gland: immunohistochemical and molecular analysis of two cases. Mod Pathol. 2000;13:554–61.

[11] Pang B, Leong CC, Salto-Tellez M, Petersson F. Desmoplastic small round cell tumor of major salivary glands: report of 1 case and a review of the literature. Appl Immunhistochem Mol Morphol. 2011;19:70–5.

[12] Said-Al-Naief N, Sciandra K, Gnepp DR. Moderately differentiated neuroendocrine carcinoma (atypical carcinoid) of the parotid gland: report of three cases with contemporary review of salivary neuroendocrine carcinomas. Head Neck Pathol. 2013;7:295–303.

[13] Servato JP, da Silva SJ, de Faria PR, Cardoso SV, Loyola AM. Small cell carcinoma of the salivary gland: a systematic literature review and two case reports. Int J Oral Maxillofac Surg. 2013;42:89–98.

[14] Walters DM, Little SC, Hessler RB, Gourin CG. Small cell carcinoma of the submandibular gland: a rare small round blue cell tumor. Am J Otolaryngol. 2007;28:118–21.

[15] Yamamoto N, Minami S, Kidoguchi M, Shindo A, Tokumaru Y, Fujii M. Large cell carcinoma of the submandibular gland: case report and literature review. Auris Nasus Larynx. 2014;41:105–8.

[16] Xu B, Chetty R, Perez-Ordonez B. Neuroendocrine neoplasms of the head and neck: some suggestions for the new WHO classification of head and neck tumors. Head Neck Pathol. 2014;8:24–32.

第 28 章
Warthin 瘤
Warthin's Tumor

　　Warthin 瘤好发于成年人，平均发病年龄约为 60 岁。女性比男性的发病率低。大多数病例发生于腮腺，表现为单发或多发肿块。Warthin 瘤可为局限性或呈多结节状，由多种细胞（柱状细胞和立方细胞）组成，且呈现多种结构模式（实体型、囊状型和乳头状型）（图 28-1 至图 28-19）。

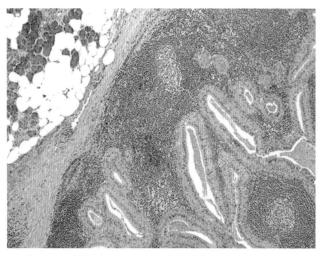

▲ 图 28-1　局限性 Warthin 瘤（HE 染色，100×）

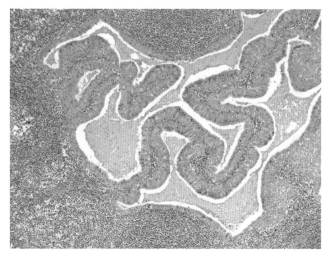

▲ 图 28-4　囊状 Warthin 瘤（HE 染色，100×）

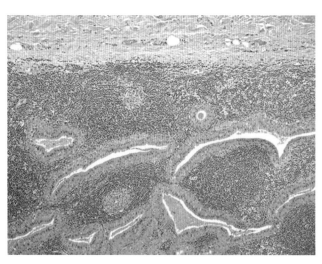

▲ 图 28-2　局限性 Warthin 瘤（HE 染色，100×）

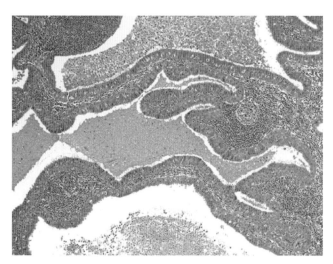

▲ 图 28-5　囊状 Warthin 瘤（HE 染色，100×）

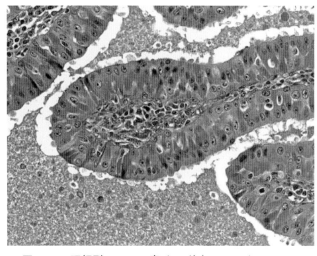

▲ 图 28-3　双相型 Warthin 瘤（HE 染色，400×）

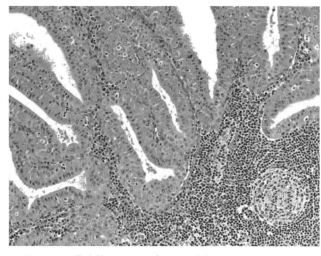

▲ 图 28-6　乳头状 Warthin 瘤（HE 染色，200×）

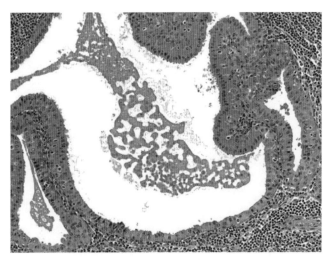

▲ 图 28-7　乳头状 Warthin 瘤（HE 染色，200×）

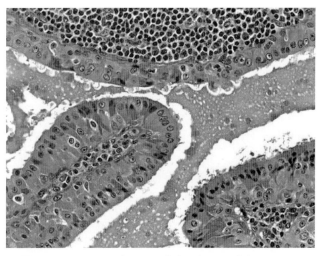

▲ 图 28-10　Warthin 瘤，可见嗜酸细胞（HE 染色，400×）

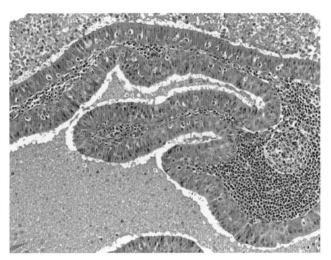

▲ 图 28-8　Warthin 瘤，可见间质淋巴样细胞浸润（HE 染色，200×）

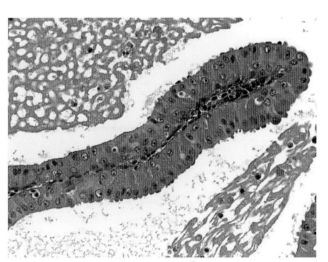

▲ 图 28-11　Warthin 瘤，可见嗜酸细胞（HE 染色，400×）

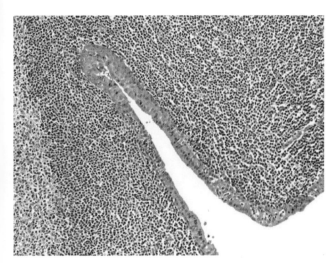

▲ 图 28-9　Warthin 瘤，可见间质淋巴样细胞浸润（HE 染色，200×）

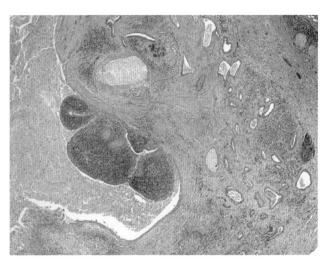

▲ 图 28-12　Warthin 瘤，活检可见坏死（HE 染色，40×）

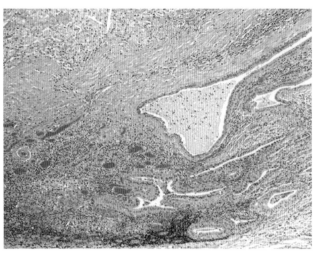

▲ 图 28-13 Warthin 瘤，活检可见坏死（HE 染色，100×）

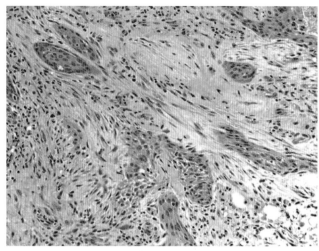

▲ 图 28-16 Warthin 瘤，活检可见细胞异型（HE 染色，200×）

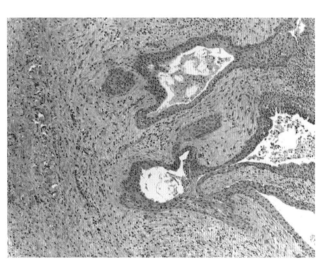

▲ 图 28-14 Warthin 瘤，活检可见鳞状上皮化生（HE 染色，100×）

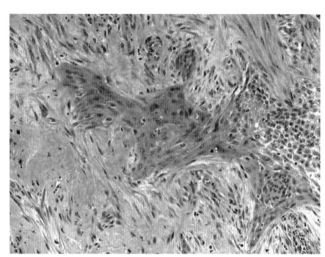

▲ 图 28-17 Warthin 瘤，活检可见细胞异型（HE 染色，200×）

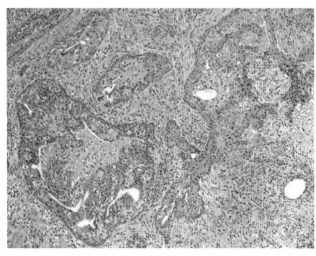

▲ 图 28-15 Warthin 瘤，活检可见鳞状上皮化生（HE 染色，100×）

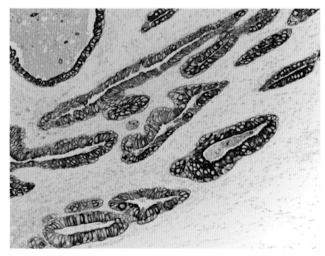

▲ 图 28-18 Warthin 瘤，免疫组化染色呈弥漫阳性（AE1/AE3，200×）

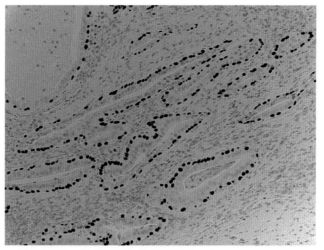

▲ 图 28-19 Warthin 瘤，基底细胞免疫组化染色阳性（p63，200×）

推 荐 阅 读

[1] Ballo MS, Shin HJ, Sneige N. Sources of diagnostic error in the fine-needle aspiration diagnosis of Warthin's tumor and clues to a correct diagnosis. Diagn Cytopathol. 1997;17(3):230–4.

[2] Di Palma S, Simpson RH, Skalova A, Michal M. Metaplastic (infarcted) Warthin's tumor of the parotid gland: a possible consequence of fine needle aspiration biopsy. Histopathology. 1999;35:432–8.

[3] Ellies M, Laskawi R, Arglebe C. Extraglandular Warthin's tumors: clinical evaluation and long-term follow-up. Br J Oral Maxillofac Surg. 1998;36:52–3.

[4] Ethunandan M, Pratt CA, Higgins B, Morrison A, Umar T, Macpherson DW, et al. Factors influencing the occurrence of multicentric and "recurrent" Warthin's tumor: a cross sectional study. Int J Oral Maxillofac Surg. 2008;37:831–4.

[5] Eveson JW, Cawson RA. Warthin's tumor (cystadenolymphoma) of salivary glands. A clinicopathologic investigation of 278 cases. Oral Surg Oral Med Oral Pathol. 1986;61:256–62.

[6] Flezar M, Pogacnik A. Warthin's tumor: unusual vs. common morphological findings in fine needle aspiration biopsies. Cytopathology. 2002;13:232–41.

[7] Gallo O, Bocciolini C. Warthin's tumor associated with autoimmune diseases and tobacco use. Acta Otolaryngol. 1997;117:623–7.

[8] Goonewardene SA, Nasuti JF. Value of mucin detection in distinguishing mucoepidermoid carcinoma from Warthin's tumor on fine needle aspiration. Acta Cytol. 2002;46(4):704–8.

[9] Lam KH, Ho HC, Ho CM, Wei WI. Multifocal nature of adenolymphoma of the parotid. Br J Surg. 1994;81:1612–4.

[10] Maiorano E, Lo Muzio L, Favia G, Piattelli A. Warthin's tumor: a study of 78 cases with emphasis on bilaterality, multifocality and association with other malignancies. Oral Oncol. 2002;38:35–40.

[11] Pinkston JA, Cole P. Cigarette smoking and Warthin's tumor. Am J Epidemiol. 1996;144(2):183–7.

[12] Sadetzki S, Oberman B, Mandelzweig L, Chetrit A, Ben-Tai T, Jarus-Hakak A, et al. Smoking and risk of parotid gland tumors: a nationwide case-control study. Cancer. 2008;112:1974–82.

[13] Seifert G, Bull HG, Donath K. Histologic subclassification of the cystadenolymphoma of the parotid gland. Analysis of 275 cases. Virchows Arch A Pathol Anat Histol. 1980;388:13–38.

[14] Skalova A, Vanecek T, Simpson RH, Vazmitsel MA, Majewska H, Mukensnabi P, et al. CRTC1-MAML2 fusions were not detected in metaplastic Warthin tumor and metaplastic ploeomrphic adenoma of salivary glands. Am J Surg Pathol. 2013;37:1743–50.

[15] Veder LL, Kerrebijn JD, Smedts FM, den Bakker MA. Diagnostic accuracy of fine-needle aspiration cytology in Warthin tumors. Head Neck. 2010;32:1635–40.

[16] Verma K, Kapila K. Salivary gland tumors with a prominent oncocytic component. Cytologic findings and differential diagnosis of oncocytomas and Warthin's tumor on fine needle aspirates. Acta Cytol. 2003;47(2):221–6.